BHAKTI-YOGA

EL SENDERO DEL AMOR

BHAKTI-YOGA

EL SENDERO DEL AMOR

Prabhuji

BHAKTI YOGA
EL SENDERO DEL AMOR

Decimocuarta edición

Impreso en Estados Unidos

Publicado por Prabhuji Mission
Sitio: prabhuji.net

Avadhutashram
PO Box 900
Cairo, NY, 12413
USA

Pintura en la tapa por Prabhuji:
«Carta clásica del correo colonial»
Acuarela sobre papel, Nueva York
Tamaño del papel: 24” x 30”

Library of Congress Control Number: 2016916926
ISBN-13: 978-1-945894-04-6

ÍNDICE

Prefacio 9
Introducción 13
Chapter 1: ¿Qué es el *bhakti*? 19
Chapter 2: El amor 27
Niveles de amor 30
Expansión del amor 36
Sublimación del amor 40
Chapter 3: La devoción y los deseos 43
Los deseos y el presente 47
El anhelo por Dios 49
Chapter 4: Dios 51
Nirguṇa-brahman 51
Saguṇa-brahman 53
Bhagavān 57
Las almas 59
La manifestación cósmica 64
La adoración de Īśvara 68
Chapter 5: Los nueve miembros del *bhakti-yoga* 75
Śravaṇa o 'audición' 78
Kīrtana o 'glorificación' 83
Smaraṇa o 'remembranza' 89
Pāda-sevana o 'servicio a los pies' 93
Arcana o 'adoración' 109
Vandana o 'reverencia o plegaria' 127
Dāsya o 'ser un sirviente de Dios' 133
Sakhya o 'amistad' 139
Ātma-nivedana o 'entrega a Dios' 142

Chapter 6: El deleite devocional 149
El océano de la devoción nectárea 151
La teoría de *rasa* de Bharata Muni 154
La teoría de *rasa* de Abhinavagupta 162
La teoría de *rasa* de Bhoja Rāja 165
La teoría de *bhakti-rasa* de Rūpa Gosvāmī 169
Componentes del *bhakti-rasa* 173
Tipos de *bhakti-rasas* 178
El arte y la religión 185
Chapter 7: El desarrollo del devoto 189
El devoto novicio 190
El devoto intermedio 192
El devoto más elevado 194
Chapter 8: La evolución del *bhakti* 201
Sādhana-bhakti o '*bhakti* en práctica' 201
Bhāva-bhakti o '*bhakti* en éxtasis' 205
Prema-bhakti o '*bhakti* en amor divino puro' 208
Chapter 9: La devoción trascendental 215
Amor es unión 224
Chapter 10: Religión 231
La búsqueda espiritual 234
La religión del *bhakti-yoga* *239*
El hombre de religión 242
Glosario sánscrito 245
Pronunciación del idioma sánscrito 253
Biografía 261
Sobre la Misión Prabhuji 275
Sobre el Avadhutashram 277
El Sendero Retroprogresivo 279
Prabhuji hoy 281

ॐ अज्ञानतिमिरान्धस्य ज्ञानाञ्जनशलाकया ।
चक्षुरुन्मीलितं येन तस्मै श्रीगुरवे नमः ॥

om ajñāna-timirāndhasya jñānāñjana-śalākayā
chakṣur unmīlitaṁ yena tasmai śrī-gurave namaḥ

Salutaciones a ese santo Gurú que, aplicando el ungüento (medicina) del conocimiento (espiritual), elimina la oscuridad de la ignorancia de los cegados (no iluminados) y les abre los ojos.

Este libro está dedicado, con profundo agradecimiento y eterno respeto, a los santos pies de loto de mis amados maestros Su Divina Gracia Avadhūta Śrī Brahmānanda Bābājī Mahārāja (Guru Mahārāja) y Su Divina Gracia Avadhūta Śrī Mastarāma Bābājī Mahārāja (Bhagwan).

Prefacio

La historia de mi vida no es más que un largo viaje, desde lo que creía ser, hasta lo que realmente soy... un auténtico peregrinaje, tanto interior como exterior. Es un relato de trascendencia de lo personal y lo universal, de lo parcial y lo total, de lo ilusorio y lo real, de lo aparente y lo verdadero. Mi vida es un vuelo más allá de lo temporal y lo eterno, de la oscuridad y la luz, de lo humano y lo divino. Esta historia no es pública, sino profundamente privada e íntima.

Solo lo que empieza, termina; solo lo que principia, finaliza. Pero quien vive en el presente no nace ni muere, porque lo que carece de comienzo no perece jamás.

Soy discípulo de un veedor, de un ser iluminado y de alguien que es nadie. Fui iniciado en mi infancia espiritual por la luz de la luna. Me inspiré en una gaviota que más que ninguna otra cosa en la vida amaba volar.

Enamorado de lo imposible, atravesé el universo obsesionado por una estrella. Anduve infinitos senderos, siguiendo las huellas de quienes pudieron ver… Cual océano que anhela el agua, busqué mi hogar dentro de mi propia casa.

Soy un simple intermediario que comparte su experiencia con los demás. No soy guía, *coach*, profesor, instructor, educador, psicólogo, iluminador, pedagogo, evangelista, rabino, *posek halajá*, sanador, terapeuta, satsanguista, psíquico, líder, médium, salvador ni gurú. Soy solo un caminante a quien puedes preguntarle sobre la dirección que buscas. Con gusto te señalo un lugar donde todo se calma al llegar… más allá del sol y las estrellas, de tus deseos y anhelos, del tiempo y el espacio, de los conceptos y conclusiones y más allá de todo lo que crees ser o imaginas que serás.

Soy solo un capricho o quizás un chiste del cielo y el único error de mi amado maestro espiritual.

Conscientes del abismo que separa la revelación y nuestras obras, vivimos en un intento frustrado de expresar con fidelidad el misterio del espíritu.

Pinto suspiros, esperanzas, silencios, aspiraciones y melancolías… paisajes interiores y atardeceres del alma. Soy pintor de lo indescriptible, lo inexpresable, lo indefinible e inconfesable de nuestras profundidades… O quizás solo escribo colores y pinto palabras.

Desde la infancia, ventanitas de papel cautivaron mi atención; a través de ellas recorrí lugares, conocí personas e hice amistades. Aquellas *maṇḍalas* diminutas han sido mi verdadera escuela primaria, mi escuela secundaria y mi universidad. Cual avezados maestros, esas *yantras* me han guiado a través de la contemplación, la atención, la concentración, la observación y la meditación.

Al igual que un médico estudia el organismo humano, o un abogado estudia leyes, he dedicado mi vida al estudio de mí mismo. Puedo decir con certeza que sé lo que reside y vive en este corazón.

No es mi intención convencer a nadie de nada. No ofrezco ninguna teología o filosofía, ni predico o enseño, sino que solo pienso en voz alta. El eco de estas palabras puede conducir a ese infinito espacio donde todo es paz, silencio, amor, existencia, consciencia y dicha absoluta.

No me busques a mí. Búscate a ti. No me necesitas a mí ni a nadie, porque lo único que realmente importa eres tú. Lo que anhelas yace en ti, aquí y ahora, como lo que eres.

No soy un mercader de información repetida, ni pretendo hacer negocio con mi espiritualidad. No enseño creencias ni filosofías. Solo hablo de lo que veo y únicamente comparto lo que sé.

Escapa de la fama, porque la verdadera gloria no se basa en la opinión pública, sino en lo que eres en realidad. Lo importante no es lo que otros piensen de ti, sino tu propia apreciación acerca de quién eres.

Elige la dicha en vez del éxito, la vida en lugar de la reputación, la sabiduría por encima de la información. Si tienes éxito, no conocerás solo la admiración, sino también los verdaderos celos. Sin embargo, la envidia es el tributo de la mediocridad al talento y una aceptación abierta de la propia inferioridad.

Te aconsejo volar libremente y jamás temer equivocarte. Aprende el arte de transformar tus errores en lecciones. Jamás culpes a otros de tus faltas: recuerda que asumir la completa responsabilidad de tu vida es un signo de madurez. Volando aprendes que lo importante no es tocar el cielo, sino poseer el valor para desplegar tus alas. Cuanto más alto te eleves, el mundo te parecerá más graciosamente pequeño e insignificante. Caminando, tarde o temprano comprenderás que toda búsqueda comienza y finaliza en ti.

Tu bienqueriente incondicional,
Prabhuji

Introducción

Muchos son los que hablan acerca del amor, escriben poemas emotivos o componen canciones románticas. Sin embargo, muy pocos realmente aman.

¡Tantos son los que se embarcan en romances pasionales, contraen matrimonio, tienen hijos y al final se divorcian… sin siquiera haber realmente amado!

Demasiados tratan de llenar su vacío interno con el abrazo de alguien, utilizando a otra persona como un calmante para aliviar su soledad. No obstante, muy pocos se lanzan a la aventura de descubrir el profundo misterio que atesora el corazón humano.

Muchos ven el amor como un medio de disfrute y esperan tener la fortuna de tropezarse con él; sin embargo, muy pocos se interesan en qué es realmente el amor.

La búsqueda de amor no suele nacer del deseo de amar, sino del de ser amados. Por lo tanto, los esfuerzos se centran en ser dignos de amor. Esto implica ser atractivos para el género opuesto: en los hombres, mediante poder, riquezas, fama y reconocimiento; en las mujeres, con el embellecimiento de su apariencia física. Por el contrario, para el *bhakti-yogī* el amor es un arte relacionado con el desarrollo y evolución de nuestra propia capacidad de amar. Por lo tanto, dedica su tiempo y energías en dominar la destreza de amar: al principio en su aspecto teorético y luego en el práctico.

El *bhakti-yoga* es el yoga del amor. No obstante, el devoto aspira a un amor diferente del que nos presentan las novelas románticas: no se trata de un sentimentalismo que comienza con dulces promesas y termina en amargos desengaños; tampoco se refiere a esa emotividad que surge de los procesos fisiológicos y las necesidades hormonales. Para el *bhakti-yogī*, el amor no depende de una relación externa, sino que es un estado del alma; lejos de ser una interacción con el prójimo, es el perfume que emana de la propia presencia, aquí y ahora. El *bhakti* es el amor más puro y elevado que surge de las profundidades de la consciencia, la paz y el silencio de la meditación. Cuando lo experimentamos, descubrimos que no se trata de una mera emoción o un sentimiento, sino que es lo **real** en nosotros.

Dado que la realidad trascendental solo puede manifestarse en un corazón puro, el *bhakti-yoga* nos brinda un proceso de limpieza y purificación espiritual. Aunque se afirma que el sendero de la devoción es accesible para todos, yo diría que se trata de una travesía exclusiva para quienes perciben el llamado del amor en lo profundo de sí mismos.

El mensaje del *bhakti-yoga* es categórico: el amor es el medio y la meta. Sin devoción, la práctica espiritual parece árida, la oración se vuelve palabrería innecesaria y la religión se torna aburrida; se restringe a un mero cúmulo de leyes, mandamientos y ceremonias que están más relacionados con la política que con la espiritualidad. De hecho, si deseamos saber la verdadera naturaleza de la religión, debemos entregarnos a nuestro propio corazón.

Aunque *bhakti* es amor a Dios, este sendero no precisa ni demanda aceptar la existencia de la divinidad. La prédica del *bhakti-yogī* no es acerca de Dios sino del amor; su postulado es que el amor no solo es posible, sino que es la única alternativa. A su vez, considera innecesaria toda forma de proselitismo porque sabe que la capacidad de amar está latente en todos, y cuando el amor se manifiesta, lo divino se torna obvio y evidente.

Muchos creen que hay que entregarse a Dios para saber de su amor. Sin embargo, el *bhakti-yoga* enseña que abandonarse al amor es la única posibilidad de conocer la divinidad, porque solo al ofrecer nuestro corazón, el cielo puede apoderarse de él y hacerlo suyo.

El *bhakti-yoga* señala a nuestro propio corazón como la entrada al paraíso y nos invita a cruzar la puerta siempre abierta que conduce más allá. Entonces, cual magia sagrada, la gracia se manifestará en nuestra vida divinizando lo ordinario.

La senda de la devoción nos revela el paraíso inherente a nuestra rutina diaria; nos muestra que el reino de los cielos no se encuentra en un lugar lejano, sino que está muy cerca de nosotros. Sin embargo, solo podemos habitarlo tras la revelación de nuestra naturaleza divina.

Nuestros conceptos e ideas preconcebidas sobre el amor son un gran obstáculo para experimentarlo, porque no podemos amar sin trascender la mente.

Reflexionar sobre el amor o tratar de racionalizarlo supone perderlo, ya que el amor es un estado que trasciende a la lógica y va más allá del pensamiento.

De ese modo, el *bhakti-yoga* no solo enseña a amar sino a «enloquecer» sistemáticamente, puesto que la auténtica razón reside en el delirio divino. Desde la perspectiva de este sendero, es absurdo pensar que es posible comprender el amor, y lo único sensato es simplemente amar.

Según el *bhakti-yoga*, un maestro no es necesariamente alguien que sabe mucho o puede hacer milagros, sino aquel que ama. Sin embargo, el amor no es patrimonio o privilegio exclusivo de los iluminados, sino que es un tesoro que la existencia ha depositado en el interior de todos y cada uno de nosotros. No hay que esperar a ser santos para poder amar; al contrario, solo si amamos seremos santos. Por lo tanto, no tenemos que esforzarnos en buscar la iluminación, sino en amar: solo cuando amemos, sabremos lo que realmente somos.

Amar es vivir de acuerdo con la ley de la vida, la cual es el amor. Al vivir conforme a esta ley, quizás no obtendremos fama o riquezas, pero seremos dichosos. El *bhakti* apunta a la experiencia de dicha absoluta que nos ayuda a romper las cadenas del sufrimiento mundano. Si el apego es nuestro cautiverio, el amor es el sendero que conduce a la libertad.

Sin amor, vivimos en la indiferencia y la carencia de significado… recorriendo un tedioso camino desde la sala de partos hasta el frío sepulcro. Únicamente si experimentamos el calor, la luz, la magia y el misterio del amor, valdrá la pena haber vivido.

Si estas palabras logran despertar la curiosidad por aquella misteriosa melodía llamada *amor* que yace en nuestro corazón, consideraré que mi labor ha tenido éxito.

Capítulo 1

¿Qué es el *bhakti*?

he kṛṣṇa karuṇā-sindho
dīna-bandho jagat-pate
gopeśa gopikā-kānta
rādhā-kānta namo 'stu te

¡Oh Kṛṣṇa, tú eres el océano de la compasión, el amigo de los afligidos y el Señor del mundo. Eres el amo de los *gopas* (los pastorcillos de vacas) y el amado Señor de las *gopīs* (las pastorcillas de vacas) [de Vrindavana]. ¡Oh, amante de Rādhārānī, nos postramos ante ti!

(*Śrī-kṛṣṇa-praṇāma-śloka*)

La palabra sánscrita *bhakti* proviene de la raíz verbal *bhaj*, que significa 'servir', 'honrar'. El *bhakti* es 'devoción por la divinidad'. En las escrituras védicas, encontramos los siguientes sinónimos de *bhakti*: *prema*, *prīti*, *praṇaya*, *apahnava*, *rakti*, *anurakti*, *anurāga*, *niṣṭhā*, *āsakti*, *parāyaṇatā*, *abhiniveśa*, *saṁśraya* y *upāsanā*.

El *bhakti* es un cordón de oro que mantiene atado

el corazón del devoto a los pies de loto del Señor; es devoción a Dios con el único propósito de servirle.

El *Śāṇḍilya-bhakti-sūtras* declara:

sā parānuraktir īśvare

> El apego supremo a Dios [Īśvara] se denomina *bhakti*.
>
> (*Śāṇḍilya-bhakti-sūtras,* 1.2)

Por su parte, en el *Nārada-bhakti-sūtras*, Vyāsadeva afirma:

pūjādiṣv anurāga iti pārāśaryaḥ

> Vyāsa, el hijo de Parāśara, dice que *bhakti* es devoción que se expresa mediante *pūja* y actos similares.
>
> (*Nārada-bhakti-sūtras,* 16)

Para Rāmānujācārya, la devoción no constituye un tipo ordinario de sentimiento, sino amor supremo, iluminado por la sabiduría de Dios.

ataḥ sākṣātkāra-rūpā smṛtiḥ smaryamāṇātyartha-priyatvena
svayam apy atyartha-priyo yasya,
sa eva pareṇātmanā varaṇīyo bhavatīti
tenaiva labhyate para ātmety uktaṁ bhavati,
evaṁ rūpā dhruvānusmṛtir eva bhakti-śabdenābhidhīyata,
upāsana-paryāyatvād bhakti-śabdasya

> Por lo tanto, aquel dotado de remembranza, que es distinguido por el carácter de la experiencia directa (*sākṣātkāra*) y que por sí mismo es más amado que nada, ya que también lo es el objeto recordado, decimos que es elegido por el Ser supremo, y el Ser supremo es obtenido por él. Esta clase de remembranza constante se designa por la palabra *bhakti* o 'devoción', que tiene el mismo significado que *upāsanā* (concurrencia cercana, servicio o adoración).
>
> (*Śrī-bhāṣya* sobre el *Vedānta Sūtra,* 1.1.1)

Según Madhvācārya, la importancia del *bhakti* es incuestionable. En el *sūtra* 3.2.19 de su *bhāṣya* o 'comentario' del *Vedānta Sūtra,* señala que la auténtica naturaleza del alma no puede manifestarse en su plenitud en ausencia de *bhakti.*

Para respaldar sus palabras, Madhvācārya cita un verso de una escritura llamada *Māṭhara-śruti* que mayormente se ha perdido en el transcurso del tiempo:

bhaktir evainaṁ nayati
bhaktir evainaṁ darśayati
bhakti-vaśaḥ puruṣo
bhaktir eva bhūyasī

> El *bhakti* conduce a la *jīva* al Señor, y permite que el alma vea a Dios. El Señor es controlado por el *bhakti*. Ciertamente, el *bhakti* es lo más grande.
>
> (Madhvācārya, *Brahma-sūtra-bhāṣya,* 3.3.53)

Swami Rāmdās, aquella gran luminaria del *sanātana-dharma*, definió el *bhakti* en su libro *La vida divina*:

> *Bhakti* es un intenso anhelo y amor por Dios que permite al aspirante mantener un constante recuerdo de él, purificando así sus emociones y elevando su pensamiento a la consciencia de la realidad. *Bhakti* es la adoración de Dios, que habita en el propio corazón y llena el universo; es la entrega de todas sus acciones a él. Aquí un arrebato de renuncia se apodera del aspirante —una retirada mental de las irrealidades de la vida que durante tanto tiempo lo cautivaron—. Mediante la práctica del intelecto despierto, comienza ahora a discernir lo real de lo irreal, lo eterno de lo no eterno.

El alma experimenta una atracción irresistible hacia lo divino del mismo modo que una aguja se ve atraída por un poderoso imán. El *bhakti* consiste, por tanto, en una ardiente y sincera dedicación amorosa del alma a la divinidad. En realidad, *bhakti* y yoga son sinónimos, puesto que ambos aspiran a la unión. Dondequiera que exista amor, existirá la intención de integrarse en felicidad y dicha.

El proceso del *bhakti-yoga* es una así llamada «metodología» que nos enseña a amar. Sin embargo, el amor no puede ser un medio para obtener algo que no sea el amor mismo. Por consiguiente, este sendero constituye tanto el medio como el fin. Tal como expresara magistralmente Swami Vivekānanda, el gran discípulo de Rāmakṛṣṇa Paramahaṁsa, en su famosa obra *Bhakti-yoga*: «El *bhakti* es la búsqueda del Señor que comienza, continúa y concluye en el amor».

El *bhakti-yoga* prescinde de técnicas de concentración. Quien ama no necesita técnica alguna para concentrarse en el ser amado porque incluso aunque trate de resistirse, no puede dejar de pensar en él. El *bhakta* no necesita métodos de meditación o *dhyāna.* Su meditación acaece espontáneamente y consiste solo en sentarse a amar. El devoto llega a amar al Señor con todo su corazón, con toda su alma y con todas sus fuerzas ya que su mente fluye de manera natural hacia Dios hasta fundirse en él.

En este proceso de unión devocional, abrimos nuestros corazones y nos tornamos accesibles, indefensos y desprotegidos, como las *gopīs* desnudas frente al Señor Kṛṣṇa a orillas del sagrado río Yamunā. Más que enseñarnos cómo alcanzar a Dios, la vía del corazón nos prepara para ser poseídos por él, nos permite ser raptados por lo divino. Su Santidad Swami Śivānanda de Rishikesh dijo:

> *Śuddha-prema* es devoción, amor divino, puro y desinteresado. Es devoción por la devoción misma, en la cual no hay ni una pizca de negociación o expectativa. Esta elevada sensación no puede describirse con palabras: tiene que ser experimentada sinceramente por el devoto. *Bhakti* es una emoción sagrada que incrementa la emoción con sentimientos sublimes, que unen a los devotos con el Señor.

Recibí esta sabiduría del discípulo de Su Santidad Swami Śivānanda de Rishikesh, Su Santidad Swami Viṣṇu Devānanda, que fue una autoridad en *haṭha* y *rāja-yoga*, y uno de mis más queridos *śikṣā-gurus*. En agosto de 1989, residí en Shivananda Ashram y Swami Viṣṇu Devānanda, durante uno de nuestros paseos, se detuvo repentinamente me miró y me dijo: «*Bhakti* no es emoción, sino devoción». Nunca olvidé sus palabras, aunque me llevó tiempo comprenderlas.

El *bhakti-yoga* se recomienda para personas emocionales porque ayuda a distinguir la sutil distancia existente entre el sentimentalismo y la devoción. El sentimentalista se mueve de una tempestad emocional a otra. Ante una circunstancia difícil se sumerge en la tristeza y el desconsuelo y, en el caso de que se satisfagan sus expectativas, se pone eufórico. Su identificación con el plano emocional le crea conflictos que lo dividen y oprimen, y por lo tanto, impiden su desarrollo.

El sentimentalismo puede arrastrar a una persona a estados caóticos: cuando las emociones se descontrolan, adoptan direcciones inesperadas y se expresan en acciones que no toman en cuenta los verdaderos intereses y aspiraciones de la persona, ni reflejan sus anhelos de tranquilidad y bienestar. El sentimentalismo es adictivo; constituye una esclavitud emocional capaz de conducir incluso a la demencia.

A diferencia del sentimiento, la devoción posee orden. El proceso devocional es una vía que reúne, integra y unifica las emociones, y las encamina hacia lo absoluto. El *bhakta* retira su corazón de lo mundano para proyectarlo y dirigirlo conscientemente hacia Dios.

Todo fenómeno emotivo contiene cierta dosis de fuerza que nos infunde energía y nos impulsa a actuar. El poder del sentimiento descontrolado y disperso puede influirnos destructivamente, pero si lo canalizamos, podremos efectuar cambios positivos en nuestras vidas. De este modo, el *bhakti* nos conduce desde lo instintivo hasta lo divino y nos enseña a utilizar sabiamente ese mismo poder como impulso y propulsión en nuestra búsqueda de Dios.

Capítulo 2

El amor

Bhakti-yoga es el sendero yóguico del amor que aspira a una alquimia interior de las emociones; no sugiere suprimir los sentimientos terrenales o anularlos mecánicamente, sino trascenderlos mediante el desarrollo del discernimiento entre el apego y el amor.

El apego es la expresión del amor a través de un instrumento subdesarrollado y limitado. Aunque poseen la misma esencia, el apego es un nivel de amor en el cual solo buscamos beneficios propios. El apego, de hecho, es un intento de explotar al prójimo en aras del disfrute personal.

Mientras nos percibimos como entidades separadas o desconectadas, el amor se manifestará en nosotros como apego. El amor es dicha y hermosura, pero a través del ego, solo puede expresarse de manera parcial. En consecuencia, el amor no solo pierde su brillo sino que también causa sufrimiento.

Las expresiones externas del amor y el apego son bastante similares. Tanto el apegado como el verdadero amante sienten profundo interés por el otro, de igual manera que los operarios de mataderos y de organizaciones para la protección de animales se interesan por los animales, pero con intenciones radicalmente diferentes.

El apego nos transforma en dictadores sedientos de control y dominio. En nuestro afán por adueñarnos de todo, incluso intentamos convertir a personas en propiedades personales. Sin embargo, este mundo de nombres y formas es una realidad efímera y es un flujo dinámico en constante transformación. A consecuencia, nuestras ansias de poseer nos condenan irremediablemente al sufrimiento. Al final, caemos bajo el control de aquello que pretendemos controlar. Terminamos siendo manipulados por lo que tratamos de dominar; lo que deseamos poseer, en realidad, nos posee a nosotros. De esta manera, tratando de coartar la libertad de otros, perdemos la propia.

Asimismo, el apego a los objetos crea un tipo de adicción que nos vuelve dependientes de estos. Quien está apegado erróneamente cree que su felicidad depende por completo del objeto de su apego. Debido a que le atribuye un valor exagerado a factores temporales, cae en un estado sentimental obsesivo y así se desconecta de la realidad.

Todo apego es una ilusión psicológica que bloquea nuestra sensibilidad hacia el prójimo. Por ende, nos relacionamos con los demás de manera diferente si suponen una amenaza o una ayuda para cumplir nuestras ambiciones. Sin embargo, el amor solo es posible si trascendemos cualquier tipo de apego. El apego es un síntoma típico del fenómeno egoico; el yo no es más que un enorme cúmulo de apegos.

El apego es egoísmo, mientras que el amor es generosidad. El apego es amor propio, mientras que el amor es apego universal. El ego carece de amor, mientras que el amor está libre de ego.

Apegarse es desear solo recibir, mientras que amar es también estar dispuesto a dar y compartir. La mayoría de los seres humanos dice buscar el amor; sin embargo, lo que realmente anhelan es ser amados. Al no encontrar amor en sí mismos, lo mendigan a otros. Pero quien busca amor de otra persona debido a una sensación de carencia, siempre pide, exige, demanda y se estanca en el apego mundano. Mientras no encontremos la dicha en nosotros, continuaremos necesitando al otro. Por el contrario, el amor fluye cual cascada desde el corazón de aquellos seres plenos y completos que se reconocen a sí mismos como amor.

El apego es una mera experiencia emotiva, mientras que el amor es existencial. El apego mundano desintegra nuestra paz y nos conduce al conflicto e incluso al odio. A diferencia, el amor es un profundo anhelo de borrar los límites y erradicar las diferencias hasta hacerse uno con el Todo.

La relación con el prójimo es una condición para el apego, ya que es parte del fenómeno sujeto-objeto y pertenece a la dualidad, al mundo relativo; en cambio, el amor corresponde al Ser y pertenece al reino de lo absoluto.

Se dice que el amor es ciego, sin embargo, la ceguera es un síntoma del apego que es el amor de los sonámbulos; el amor, por su parte, es apego plenamente consciente.

Cuanto más amamos, más conscientes nos tornamos; la intensidad de nuestro amor determinará la claridad de nuestra visión.

El apego es el amor del ego, amor hacia lo terrenal; el amor es el apego del alma a lo divino, el apego del iluminado a Dios. El amor mundano esclaviza, mientras que el amor divino libera. El primero nos encadena a lo mundano; el segundo, a lo celestial. Uno nos amarra a la ilusión, el otro, a la realidad.

Niveles de amor

Nuestras opiniones acerca del amor son tan variadas que a veces pareciera que hablamos de diferentes temas. Estamos saturados de las ideas y explicaciones acerca del amor que exponen los diarios, las revistas, las novelas, la radio, la televisión y sitios en internet. Sin embargo, parece que cuanto más tratamos el tema, menos lo comprendemos.

La dificultad de determinar qué es el amor de manera objetiva se debe a que cada sujeto lo definirá en función de su propia percepción. Así como percibimos la luminosidad de una bombilla según nuestra distancia de ella, experimentamos la intensidad del amor acorde con nuestra posición en la escala evolutiva. Si deseas reconocer desde qué nivel de desarrollo amas, debes observar tus identificaciones, actitudes y acciones.

Amor físico

Para quien se encuentra en un nivel de evolución muy elemental y se identifica principalmente con el cuerpo físico, el amor consiste en una forma de disfrute o placer sensorial. Alguien así corresponde a la descripción de Nicolás Sebastián Roch de Chamfort (1740-1794), que dijo: «El amor, tal como existe en la sociedad, no es sino el intercambio de dos fantasías y el contacto de dos epidermis».

En esta etapa primaria de crecimiento, el amor se manifiesta solamente como una liberación de determinadas sustancias químicas, como un fenómeno fisiológico. Cuando la única realidad percibida es corpórea, el amor se identifica especialmente con el apetito sexual o el deseo lujurioso. En sánscrito, el amor en su expresión más burda se denomina *kāma* o *kāmanā*, es decir, 'lujuria' o 'deseo'.

También estamos reducidos al plano físico si solo amamos a «nuestra gente», es decir, a quienes de alguna manera se relacionan con nuestro cuerpo, ya sean familiares o compatriotas

Amor sentimental

Los que se identifican con las emociones creen que sienten amor con el corazón, pero este tipo de amor es una simple actividad mental. Personas así toman como modelo la relación dramática representada en las telenovelas y las películas románticas, en las que cada protagonista trata de satisfacer sus propias necesidades egoístas. El amor de la persona emocional es una mezcla de sentimentalismo barato con caprichos adolescentes, y está sujeto a cambios: al principio, esa persona se puede sentir atraída por alguien, luego desvivirse, más tarde es posible que le parezca desagradable y, al final, hasta puede resultarle intolerable. Y viceversa: en el presente alguien le puede resultar inaguantable mientras que en el futuro puede llegar a parecerle simpático y atractivo.

Cuando alguien se encuentra en la etapa de atracción, se siente enamorado, pero lo único cierto es que está apegado. En lugar de decir: «te amo eternamente», debería decir: «estoy temporalmente apegado a ti». Una observación más detenida revela que en el apego se encuentra el odio en potencia: hoy nos apegamos y mañana odiamos. Nuestro amigo de hoy puede ser nuestro enemigo de mañana. El apego no es más que otro aspecto del odio: son como dos caras de una misma moneda.

Amor intelectual

Para quienes se identifican en especial con sus pensamientos, el amor constituye un fenómeno que ocurre en el plano del intelecto, que es la función mental de evaluar, juzgar y discriminar. El amor de este tipo de personas es intelectual porque se origina en expectativas, como encontrar el príncipe azul o la mujer de sus sueños.

De esta manera, muchos viven el amor desde su imaginación: componen canciones y escriben poemas o novelas románticas. Su amor no está vivo ni es real; es meramente teorético porque aunque dediquen mucho tiempo a pensar en el amor, raramente aman.

El amante intelectual es calculador y, al igual que un comerciante, no da sin recibir algo a cambio. Incapaz de amar incondicionalmente, demanda la reciprocidad y ama solo si es correspondido.

Si dos seres necesitados se encuentran, con toda seguridad permanecerán tal como se conocieron: con las manos vacías. Como los dos desean recibir, ninguno recibirá nada y ambos se sentirán frustrados. Quizás compartan un techo, pero nunca vivirán juntos; podrán comunicarse, pero jamás alcanzarán la comunión.

Amor devocional

Como mencionamos anteriormente, en los *Śāṇḍilya-bhakti-sūtras* se afirma:

sā parānuraktir īśvare

> El apego supremo por Dios es llamado *bhakti*.
>
> (*Śāṇḍilya-bhakti-sūtras*, 1.2)

El *bhakti* es *parānurakti*, que quiere decir 'apego a Dios o a todo lo relacionado con lo sagrado'. En las primeras etapas, el aspirante necesita adjudicarle cualidades a lo absoluto para poder apegarse a este. Debido a que el apego pertenece al plano objetual, el apego devocional precisa símbolos de lo trascendental en la realidad dual y relativa: himnos, libros, templos y deidades son imprescindibles para que el apego mundano se torne devocional. En la medida en que el devoto se apegue a Dios, se desapegará del mundo. Sin embargo, hasta no alcanzar lo absoluto sin cualidades, su experiencia solo será apego devocional y no amor trascendental.

Hay una gran diferencia entre el apego mundano y el apego a Dios. El primero causa temor, confusión, sufrimiento y dolor, mientras que el segundo otorga tranquilidad y felicidad. El apego egoísta se transforma en adicción y esclavitud, el devocional se convierte en amor divino.

El sendero hacia el amor parte de nuestra identificación con el cuerpo y la mente y finaliza en la experiencia del espíritu; parte de lo relativo y desembarca en lo absoluto. Va desde el hombre y llega a Dios: apegarse es humano y amar es divino.

Dios es amor y, puesto que somos parte integral de la divinidad, el amor es nuestra naturaleza o la esencia misma de lo que somos. El amor es tan vital para el alma como la respiración para el cuerpo. Nuestra necesidad innata de amar constituye la prueba de que la chispa divina yace en nosotros.

Dirigir nuestro amor hacia el mundo de nombres y formas es tan inútil como tratar de aplacar nuestra sed mojándonos las manos o los pies. Solo cuando dirijamos el amor hacia el origen, estaremos irrigando amor a todo y a todos. Este bellísimo verso ilustra lo dicho anteriormente:

yathā taror mūla-niṣecanena
tṛpyanti tat-skandha-bhujopaśākhāḥ
prāṇopahārāc ca yathendriyāṇāṁ
tathaiva sarvārhaṇam acyutejyā

Regando la raíz de un árbol, todas y cada una de sus partes —desde el tronco hasta las ramas y las hojas— se llenan de energía. Cuando el estómago recibe alimento, todos y cada uno de los sentidos y miembros del cuerpo se fortalecen. De la misma manera, la adoración dirigida al imperecedero Señor satisface también a todos.
(*Bhāgavata Purāṇa*, 4.31.14)

Solo *bhakti* nos colmará a nosotros mismos y, simultáneamente, nos inundará de amor hacia todos, ya que todas las criaturas son como ramas, flores y frutos de ese inmenso árbol que es la manifestación cósmica, cuyas raíces son el Ser divino. El amor es divino, es **de** y **para** Dios, le pertenece y está consignado al Ser. Al avanzar en este sendero, dejamos de apegarnos a determinadas personas debido a que benefician nuestros intereses, para amar la divinidad que realmente son; comenzamos a ver en el interior de cada ser, un altar donde yace la presencia divina.

Amor trascendental

El *bhakti-yoga* parte desde el apego egoísta, que es amor por lo mundano; luego pasa por el apego devocional, que es amor a Dios como un ente separado; finalmente, culmina en el amor trascendental en el que se borran las divisiones entre el amante y el amado.

Antes del amor trascendental, aún existen plegarias, rituales y una relación devocional entre el devoto y el Señor. La última etapa tiene lugar en la observación y solo queda la meditación.

En la medida en que avanzamos en el proceso del *bhakti-yoga*, se va opacando el placer que brinda el plano dual y nuestra energía fluye hacia la esfera trascendental. El sexo, el apego e incluso la devoción implican una relación entre dos. Por el contrario, el amor trascendental no consiste en un encuentro, sino en una comunión; no es amar a otra persona sino a la vida, a la existencia, al Todo. El amor trascendental yace más allá del deseo carnal, del apego mental o emocional, e incluso de la devoción espiritual. En esa unión total y absoluta, florece el éxtasis.

Solo entonces, se revela claramente que el amor no es un sentimiento ni una emoción, sino que es la necesidad de retornar al océano que toda gota lleva consigo en lo más recóndito de su ser. Amor es la sed de reconexión a nuestros orígenes, de reunificación con nuestra fuente, de regreso a nosotros mismos. Amar es retornar al lugar que nunca abandonamos; es volver al hogar, a Dios.

Expansión del amor

El amor se expresa en todos y cada uno de los peldaños de la escala evolutiva. La mayoría de las personas se mueven en el territorio de lo privado y lo particular. Debido a su nivel de consciencia limitado, solo se interesan en sí mismas y en sus propias necesidades. En esta etapa elemental de desarrollo, el amor excluye al prójimo y es personal, egoísta, estrecho y sectario. A medida que las personas evolucionan, su apego se amplía hacia miembros de la familia en una especie de tribalismo. Se preocupan no solo por sí mismas, sino también por su pareja, sus padres, sus hijos o sus familiares, y sienten la necesidad de asegurar no solo el bienestar propio así como el de aquellos de mayor cercanía física.

Con mayor desarrollo, comienzan a notar la parcialidad del afecto reducido al ámbito familiar. Es entonces cuando su amor se expande hacia la comunidad, y necesitan expresar los sentimientos fraternales hacia el barrio o la ciudad. Muchos se ofrecen como voluntarios para diferentes servicios comunitarios como, por ejemplo, ayudar a los necesitados o donar sangre.

En la siguiente etapa, el amor se expande más aún y se puede manifestar como la defensa de los derechos humanos. Estos sentimientos fraternales conllevan una predisposición a sacrificarse por los demás. La gente en esta fase está dispuesta a defender los derechos del prójimo. Conforme existe mayor desarrollo, el amor se amplía para incluir a todos sin límites o fronteras, sin discriminación de sexo, raza o religión.

El amor a otros seres también se expresa como compasión hacia las criaturas vivientes. El vegetarianismo es uno de los más elevados gestos de un amor que abraza a todos y acepta el derecho de toda criatura a la vida.

Nuestro amor es universal solo cuando renunciamos a nuestra complicidad en la masacre de animales inocentes para nuestra gratificación personal.

Si deseamos un futuro mejor para la humanidad, es imprescindible permitir que el amor se expanda en un movimiento inclusivo. No me refiero a perder el interés por nosotros mismos o descuidarnos, ni tampoco a renunciar al afecto hacia nuestros familiares, amigos o patria. Más bien se trata de una continua ampliación de nuestra capacidad de amar, de tal manera que nada ni nadie quede excluido. El amor universal es la cualidad suprema que caracteriza a todo santo e iluminado, y la prueba de que Dios yace en su corazón.

El apego egoísta se asemeja a una bombilla que ilumina solamente un cuarto cerrado. El apego familiar es como la luz de la luna, que, si bien ilumina, lo hace de forma parcial y con menor intensidad. El amor en su más elevada expresión se parece a la luz del sol, que brinda luz y calor a todo y a todos sin excepción. Su excelente claridad alcanza a todo ser vivo e ilumina a su alrededor sin establecer diferencias de ninguna clase.

Asimismo, el apego egoísta es como el agua en tu propio vaso: puede saciar solo tu sed. El apego familiar es como el agua del aljibe de tu casa: está disponible solo para ti y los tuyos. El apego comunitario es como el agua del río, que fluye para todos, incluyendo a los animales. Por último, el amor en su más elevada expresión se asemeja al agua de lluvia, que cae sobre todos y moja a lo que esté expuesto a su frescura sin hacer diferencia alguna.

En resumen, al comienzo del sendero de *bhakti*, nos percibimos únicamente como un cuerpo burdo y nos identificamos solo con nuestra realidad física. En la medida en que vamos tomando consciencia de niveles más sutiles de existencia, en un movimiento expansivo, trascendemos los límites de los conceptos yo y mío. En este proceso evolutivo, la necesidad carnal se convierte en apego mundano, luego en devoción y finalmente en amor.

El *bhakti-yoga* constituye un proceso de expansión que nos conduce desde las limitaciones de nuestra identificación con una forma y un nombre hasta la experiencia de la consciencia infinita sin barreras; nos lleva desde nuestra consciencia personal hacia la universal.

Este sendero presenta la magia purificadora del servicio devocional, que es el aspecto práctico y activo del amor. En la sociedad humana, generalmente trabajamos por la remuneración. La motivación de nuestro servicio suele ser recibir el dinero necesario para mantenernos y sustentar a nuestra familia. Si nos encontramos bajo cierta amenaza, trabajaremos por temor, como el caso de los esclavos o prisioneros. Por el contrario, el servicio devocional está motivado por el apego a Dios. Cuando el amor se despierta en nosotros, nuestras vidas parecen tan efímeras y diminutas frente a lo eterno que renunciamos naturalmente a lo individual en aras de lo universal, a la parte en pro del Todo.

El *bhakti-yoga* consiste en un proceso expansivo que comienza entablando una relación devocional con Dios.

Al principio, experimentamos apego por el Señor y todo lo relacionado con él. En estas etapas básicas del *bhakti*, develamos a Dios en la periferia y lo reconocemos solo en el templo.

Posteriormente, el proceso devocional crea la situación adecuada para la revelación de lo absoluto como el eje central de nuestra existencia. Junto con nuestra evolución nos acercamos a Dios lo descubrimos en lo profundo de todo y todos. Solo el amor nos revela lo divino en nosotros como nuestra realidad.

Sublimación del amor

Muchos consideran que el sendero del *bhakti-yoga* consiste solo en rituales y ceremonias, pero esta vía de liberación es un proceso que incluye una transformación radical desde los niveles más básicos de vida hasta la existencia en su estado más puro de consciencia.

Así como la misma corriente eléctrica puede encender una pequeña bombilla, un aparato de aire acondicionado o una gran maquinaria, el mismo amor puede expresarse de manera física, sentimental, intelectual, devocional o trascendental. La sublimación nos permite otorgarle al amor una nueva expresión que detiene de manera natural su fluir hacia otras direcciones.

Aunque el sexo y el amor comparten la misma esencia, cuando esta energía se dirige hacia la necesidad y el apego mundanos, nuestro proceso evolutivo se entorpece y, por ende, debe ser elevada. Ya que el amor no puede florecer de la represión violencia y conflictiva, el *bhakti-yoga* propone una sublimación consciente de la mente instintiva. El *bhakti* no exige una represión ciega o brutal del plano físico o el mental sino que sugiere abrirnos hacia lo divino y permitir que toda la energía fluya espontáneamente hacia lo profundo de nuestro ser. La *sādhana* meditativa facilita el descubrimiento de nuestra dimensión divina.

Al igual que un niño abandona sus juguetes al crecer, el *bhakta* experimenta la sublimación cuando alcanza cierta madurez espiritual. A través de un proceso meditativo, dirige conscientemente su contenido emocional hacia una deidad específica. Al depositar su atención en el Señor, el disfrute terrenal le parecerá una débil sombra, y el apego mundano, un vano reflejo. El sabor nectáreo que se deriva de la relación con Dios será tan superior a todo disfrute mundano que lo llevará naturalmente a renunciar a todos los demás placeres, tal como señala este verso:

viṣayā vinivartante
nirāhārasya dehinaḥ
rasa-varjaṁ raso 'py asya
paraṁ dṛṣṭvā nivartate

Los objetos de los sentidos se alejan de quien se abstiene de ellos, pero el deseo de disfrutarlos permanece. Sin embargo, cuando uno toma consciencia de lo absoluto, deja de experimentar la atracción hacia tales objetos.

(*Bhagavad-gītā*, 2.59)

Si una persona solo come cebollas durante veinte años y alguien le ofrece un manjar, no dudará en renunciar a las cebollas; su atracción anterior desaparecerá como si nunca hubiera existido. Asimismo, al exponernos a una nueva fuente de placer superior, toda otra atracción se marchita sin esfuerzo. Solo entonces perdemos de manera natural el interés por el disfrute mundano y percibimos el éxtasis espiritual.

Tanto la persona ordinaria como el iluminado experimentan amor. Para el primero es una experiencia sentimental, mientras que para el segundo es existencial. La intensidad y la calidad son tan diferentes que parecen vivencias radicalmente opuestas. El amor en el *jīvan-mukta* o 'liberado viviente' no surge de lo físico, lo mental o lo sentimental, sino de la meditación: de las profundidades de la consciencia. Al descubrir el amor como su propia esencia, el amor se expresa como un perfume que emana de su propia presencia.

El proceso del *bhakti-yoga* consiste en una auténtica alquimia interior que es capaz de santificar lo humano. Como una piedra filosofal, el *bhakti* diviniza lo terrenal, espiritualiza lo material y transforma nuestros apegos mundanos en verdadero amor.

Capítulo 3

La devoción y los deseos

El valor de la vida humana es incalculable, pero debido a la ignorancia derrochamos nuestro precioso tiempo, inteligencia, energía y atención meramente satisfaciendo deseos. Nuestros caprichos mundanos entorpecen la búsqueda de la puerta hacia lo divino. En la medida en que disminuimos los esfuerzos por saciarlos, nuestra atención hacia lo sagrado se agudiza, tal como señala este verso:

samyaṅ-masṛṇita-svānto
mamatvātiśayāṅkitaḥ
bhāvaḥ sa eva sāndrātmā
budhaiḥ premā nigadyate

> La persona se apega profundamente a Kṛṣṇa cuando el corazón se ha ablandado y liberado por completo de todo deseo mundano, y sus sentimientos amorosos se han intensificado. Esa emoción purificada se conoce como *prema* o 'amor puro'.
>
> (*Bhakti-rasāmṛta-sindhu*, 1.4.1)

Nuestros apetitos mundanos constituyen serios impedimentos para dirigir nuestro corazón a Dios. Rūpa Gosvāmī se refiere a esto en su famoso *Upadeśāmṛta*:

atyāhāraḥ prayāsaś ca
prajalpo niyamāgrahaḥ
jana-saṅgaś ca laulyaṁ ca
ṣaḍbhir bhaktir vinaśyati

> Cuando uno se dedica a las siguientes seis actividades, arruina su *bhakti*: (1) Comer de más o acumular más de lo requerido; (2) esforzarse demasiado en cosas mundanas; (3) hablar sin necesidad sobre temas mundanos; (4) apegarse demasiado a las reglas y regulaciones o descuidarlas; (5) asociarse con personas materialistas [que no están interesadas en la vida espiritual]; (6) incurrir en la codicia o la avaricia.
> (*Upadeśāmṛta*, 2)

Además, solo quien ha trascendido las demandas de la mente y los apetitos terrenales está capacitado para guiar a otros en el sendero del *bhakti*, tal como explica Rūpa Gosvāmī:

vāco vegaṁ manasaḥ krodha-vegaṁ
jihvā-vegam udaropastha-vegam
etān vegān yo viṣaheta dhīraḥ
sarvām apīmāṁ pṛthivīṁ sa śiṣyāt

> El sabio que ha trascendido las imposiciones de la mente, el impulso de la ira y el habla y las exigencias de la lengua, el estómago y el órgano sexual puede aceptar discípulos en cualquier lugar del mundo.
>
> (*Upadeśāmṛta*, 1).

Quien comprende que los deseos dificultan el cultivo del *bhakti*, en general intenta reprimirlos. Pero la represión se origina también en un deseo: el deseo de no desear; por consiguiente, solo agrava el problema.

Para trascender los deseos mundanos es imprescindible comprender su origen y naturaleza: el deseo es un apetito físico, mental, sentimental, etc., que se caracteriza por una ansiosa inclinación hacia la consecución de un determinado disfrute o placer.

De acuerdo con el diccionario de la Real Academia Española, la palabra *deseo* proviene del latín *desidium* que significa 'movimiento enérgico de la voluntad hacia el conocimiento, posesión o disfrute de una cosa'. Para comprender este término, debemos profundizar en los significados de *posesión* y *disfrute*. *Disfrutar* significa 'percibir o gozar los productos y utilidades de una cosa'; *poseer* es 'tener una cosa corporal con ánimo de conservarla para sí o para otro'. El deseo es posesivo por naturaleza; es la ambición o el apetito de poseer algo para disfrutarlo.

El deseo es parte de un proceso que se origina en *jñāna* o 'conocimiento' —que es mente, pensamiento, pasado, memoria—. Nuestro conocimiento es un acopio de símbolos: recibimos información a través de los sentidos y la acumulamos en nuestro almacén mental como palabras, colores, texturas, caras, lugares, perfumes, situaciones, sonidos, melodías, etc. Luego codificamos esa información en ideas, conceptos y conclusiones y la almacenamos en forma de símbolos. Cada uno de estos símbolos nos produce ciertas sensaciones y sentimientos, tanto agradables como desagradables. A partir de *jñāna* nace el *cikīrṣā* (deseo), que es la intención de alcanzar o repetir una experiencia placentera o de evitar una ingrata. Después del deseo, viene la *pravṛtti* (voluntad de actuar); luego el *ceṣṭā* (efecto motor); y, por último, la *kārya* (acción).

A menudo, no hay relación entre nuestros deseos y nuestras necesidades. Es un hecho que no siempre precisamos aquello que deseamos. La necesidad es física o biológica mientras que el deseo es un fenómeno psicológico; la necesidad es periférica mientras que el deseo es interno. Los apetitos fisiológicos cumplen la función de protegernos y avisarnos que debemos dormir, comer, beber, etc. Su objeto es mantener el organismo y preservar la especie; no nos esclavizan porque desaparecen al obtener lo que piden: la sed se calma bebiendo y el hambre se alivia comiendo. Por el contrario, los deseos no se eliminan al obtener lo deseado, sino que se fortalecen y se multiplican. Mientras que dejar de satisfacer nuestras necesidades básicas puede perjudicar nuestra salud, liberarnos de la avidez y los caprichos puede ser sumamente saludable.

Podríamos creer que quien posee suficiente poder adquisitivo para satisfacer todos sus deseos es capaz de liberarse de ellos. Sin embargo, tanto el millonario como el pobre sufren las limitaciones impuestas por sus propias apetencias. La persona adinerada tiene mayores posibilidades de complacer sus ansias, pero ser libre no significa poseer una jaula muy grande, sino prescindir de la necesidad de abandonarla. En el *Bhagavad-gītā* leemos:

vihāya kāmān yaḥ sarvān
pumāṁś carati niḥspṛhaḥ
nirmamo nirahaṅkāraḥ
sa śāntim adhigacchati

> Quien ha abandonado todo deseo, ha renunciado al sentido de posesión y vive desapegado y desprovisto de ego, alcanza la verdadera paz.
> (*Bhagavad-gītā*, 2.71)

Ser pobre no es carecer de recursos, sino abundar en apetitos. Ser rico no es abundar en posesiones, sino carecer de deseos. Sin embargo, la verdadera satisfacción no se logra al reprimir deseos, sino al experimentar nuestra naturaleza trascendental, que está libre de todo deseo mundano.

Los deseos y el presente

Los deseos nacen de lo conocido, de lo sabido, de lo que fue, y prometen satisfacciones futuras. Desear es pretender que se vuelva a repetir lo que ya experimentamos. Bajo el dominio del deseo, no somos diferentes de él, y por ende, nos volvemos pasado y futuro. De esta manera, nos alejamos del ahora, de lo actual y en definitiva, de la realidad.

Bajo el control de las exigencias mentales, no vivimos, sino que nos disponemos para vivir. Esclavizados por los deseos, albergamos esperanzas de alcanzar un día la felicidad, la paz y el amor. El deseo ha llegado a convertirse en nuestra pauta de vida. No vivimos en el presente, sino en una constante expectativa, y nos relacionamos con el presente solo como un medio para llegar al futuro, que es lo único que consideramos importante y valioso. Alimentamos la ilusión de sentirnos satisfechos en cuanto consigamos la circunstancia, la persona o el objeto anhelados. A la postre, una vez esclavizados por los deseos, permanecemos en absoluta insatisfacción porque el futuro —por muy prometedor que parezca— no puede aliviar la soledad, el miedo y la intranquilidad del ahora.

Los deseos no desaparecen al reprimirlos; tampoco es posible saciarlos por completo. No obstante, ya que los deseos necesitan tiempo para subsistir, y el presente es atemporal, se esfuman sin esfuerzo al situarnos en este momento. Al vivir en el ahora, nuestros deseos se desvanecen como por arte de magia.

Únicamente en el presente te darás cuenta de que eres el único responsable de tu sufrimiento. Este instante puede enseñarte que si no encuentras satisfacción aquí, no la hallarás en ningún lugar; y que si la felicidad está aquí, se encuentra en todos lados. Trascender el deseo no implica reprimirlo, sino transformar el momento presente, en tu vida entera. De esta manera, experimentarás que no te falta nada y sentirás un profundo agradecimiento. En el ahora, residen la vida, la existencia, la realidad y ese vacío tan lleno de todo.

El anhelo por Dios

El amor por Dios mantiene al devoto fijo en la divinidad y no le permite dirigir sus sentidos hacia el supuesto goce mundano y corporal. Cual marido y mujer que se consagran mutuamente en cuerpo y alma, el devoto se consagra a su amado Señor en un romance divino y renuncia a todo impulso por satisfacer sus propias exigencias mentales.

La atracción del *bhakta* a la belleza del Señor lo lleva a experimentar elevados estados devocionales, como el *madana-mahā-bhāva* o 'embriagante devoción pura y extática por Dios'. La energía del devoto, carente de expectativas, fluye en su totalidad hacia lo divino. La ansiedad de las pastorcillas de vacas de Vrindavana solo la calma la bendita presencia Kṛṣṇa y él reciproca la devoción de ellas.

La verdadera sublimación que propone el *bhakti-yoga* es transformar nuestros deseos en anhelos; convertir nuestro apetito mundano en anhelo por Dios, que se expresa como aspiración a la libertad absoluta, el amor infinito y la expansión ilimitada.

El anhelo es diferente del deseo. El deseo apunta hacia los objetos, mientras que la dirección del anhelo es el sujeto. Al desear, buscamos poseer y acumular desde el exterior; al anhelar se produce una apertura hacia nuestro interior. Desear a alguien no es lo mismo que anhelar su compañía o asociación porque el deseo nos distrae y no nos permite estar realmente presentes. El deseo busca poseer algo mientras que el anhelo aspira a ser. El deseo da nacimiento al apego mundano, mientras que el anhelo alimenta la devoción.

El deseo es ilógico, ridículo e irracional: es la hormiga soñando ser un elefante o un burro queriendo ser un león. El anhelo es el del gusano de seda por ser una mariposa o el del capullo por ser una flor. El deseo es caprichoso porque pertenece al mundo de la mente, mientras que solo el corazón puede anhelar. El deseo es peligroso, violento y feo; el anhelo, bello y armonioso. El deseo es rajásico, mientras que el anhelo es sáttvico. Podemos desear cosas como un automóvil o dinero, pero el anhelo es hacia Dios. El deseo ata, esclaviza, crea adicción, sin embargo, el anhelo libera. El deseo conduce a la frustración y el anhelo hacia la paz. Mientras que el deseo nos lleva al disfrute, la felicidad y el placer, el anhelo nos guía a la dicha.

La necesidad es del cuerpo; el deseo es de la mente; el anhelo es del espíritu. Al inflamar el anhelo por Dios, aplacamos los deseos por el mundo. El *bhakta* se entrega a este anhelo y se deja llevar por su corriente en la dirección que el anhelo persigue. El anhelo por Dios no es nuestro, sino que es el cielo anhelándonos. No es el ser humano buscando a Dios, sino que es la llamada divina en lo profundo del corazón.

Capítulo 4

Dios

Para avanzar en el sendero del *bhakti-yoga*, es esencial comprender el concepto de Dios en el contexto del *sanātana-dharma.* Una percepción lúcida de significado hindú de la palabra *Dios* nos permitirá superar las etapas elementales y básicas. Son muchos los occidentales que adoptan el hinduismo e inadvertidamente conservan su teología judía, cristiana o musulmana. Sin embargo, debido a las significativas diferencias existentes, quien mire la actitud oriental a través de la lente de su bagaje cultural semítico, no podrá comprender los conceptos de la aproximación hindú a divinidad.

Nirguṇa-brahman

Según el hinduismo, Brahman es lo absoluto, la realidad única e inmutable que subyace a la multiplicidad del mundo cambiante. Las sagradas escrituras definen a Brahman como *sac-cid-ānanda* o 'existencia, consciencia y dicha absolutas'.

Los *upaniṣads* se refieren a Brahman como la realidad

que trasciende el tiempo y el espacio, la causa y el efecto, el bien y el mal; es la consciencia pura e infinita tras el pensamiento y la mente. Tal como señala este verso:

prañājnaṁ brahma

La consciencia es Brahman.
(*Aitareya Upaniṣad,* 3.1.3)

Y, por su parte, el *Taittirīya Upaniṣad* indica:

satyaṁ jñānam anantaṁ brahma

Brahman es la verdad, la sabiduría y la infinitud.
(*Taittirīya Upaniṣad,* 2.1.1)

Brahman es la realidad última o *satya*, la esencia de la sabiduría o *jñāna*, mientras que su naturaleza es infinita, o *ananta*. En suma, es la consciencia que lo ilumina todo.

Nirguṇa-brahman se corresponde con el aspecto carente de atributos y de forma o *nirākāra*. Por lo tanto, el *jñāna-yoga* lo describe únicamente a través del sendero de la negación *neti*, *neti* o 'no esto, no esto'. Podemos escuchar muchas explicaciones intelectuales, pero saber a Brahman es una experiencia existencial directa.

Brahman manifiesta una aparente realidad a través de su propio poder ilusorio, denominado *māyā*. Él cubre la consciencia pura mediante la *āvaraṇa-śakti* (energía encubridora) y proyecta el mundo dual a través de la *vikṣepa-śakti* (energía proyectora).

Saguṇa-brahman

Saguṇa-brahman o 'Dios con cualidades' es una visión de lo divino desde lo humano; es lo absoluto visto con ojos relativos; es la aprehensión de Dios desde la plataforma dual de espacio y tiempo, de sujeto y objeto.

De acuerdo con la filosofía *sāṅkya*, *puruṣa* se corresponde con Nirguṇa-brahman, mientras que *prakṛti* es la realidad manifestada. Por consiguiente, Saguṇa-brahman o Īśvara consiste en el descenso de Brahman a lo manifestado. Saguṇa-brahman es el aspecto de Brahman responsable de la creación, el mantenimiento y la disolución de la manifestación cósmica, la cual se desarrolla dentro de él mismo como su sueño cósmico.

En el *Śvetāśvatara Upaniṣad* se aclara este punto:

ya eko jālavān īśata īśanībhiḥ
sarvāṁ llokān īśata īśanībhiḥ
ya evaika udbhave sambhave ca
ya etad vidur-amṛtās te bhavanti

> El uno absoluto, el Ser impersonal, que es un mago, aparece como el Señor divino, el Dios personal, dotado de numerosas glorias. Mediante su poder divino, domina todos los mundos. En los períodos de la creación y la disolución del universo, solo él existe. Quienes lo experimentan logran la inmortalidad.
>
> (*Śvetāśvatara Upaniṣad*, 3.1)

Es interesante que el verso se refiera a Dios no como creador, sino como mago. Esto se debe a que la existencia del universo es ilusoria. Sin embargo, declara enfáticamente, en su última frase, que «quienes lo experimentan logran la inmortalidad». Es decir, el conocimiento de Īśvara conlleva la experiencia de lo absoluto porque, en última instancia, es Brahman quien se esconde tras el Dios personal.

Īśvara significa 'el supremo controlador de la naturaleza' y se refiere al Ser supremo en su aspecto personal. Es Dios omnipotente, omnisciente y omnipresente. El *Śvetāśvatara Upaniṣad* señala:

eko hi rudro na dvitīyāya tasthur-
ya imāṁ llokān īśata īśanībhiḥ
pratyaṅ janāṁs tiṣṭhati sañcukocānta-kāle
saṁsṛjya viśvā bhuvanāni gopāḥ

> Ya que Rudra [Īśvara] existe, aquellos que experimentan a Brahman no creen necesario reconocer a cualquier otra deidad. Rudra es quien controla todos los mundos mediante sus poderes. Él es el ser más íntimo en cada uno. Él crea este universo, lo mantiene y, finalmente, lo destruye.
> (*Śvetāśvatara Upaniṣad,* 3.2)

Īśvara emana de Brahman desde el primer momento de la creación y permanece hasta la destrucción de esta; controla todo lo que acontece dentro de la manifestación cósmica a través de *māyā,* su poder universal.

«¿Acaso existe un Dios creador del universo?», es la pregunta que una persona religiosa suele formular. En el hinduismo, la fe en un ser todopoderoso no es una condición esencial para sus seguidores, ya que Dios persiste mientras nos consideremos entes separados de la manifestación cósmica. Cuando «objetivizamos» la existencia, necesitamos que un ente la haya creado. Por consiguiente, en la misma medida en que el universo y nosotros seamos reales, también el creador lo será.

Dentro de la realidad relativa, solo podemos reconocer objetos que se localicen en determinado lugar y tiempo, y que posean cierta forma y nombre. Īśvara es Brahman dotado de cualidades; es lo absoluto percibido desde una estructura dual, dentro de las *upādhis* o 'limitaciones' de la mente: espacio, tiempo, nombre y forma.

Īśvara es Brahman facultado con ciertas cualidades que, pese a parecernos restrictivas, resultan enriquecedoras para él. Mientras que el pez no puede sobrevivir fuera del agua debido a sus características físicas, un hombre rana se equipa con lo necesario para sumergirse en el océano y explorar la vida submarina. De ese modo, al igual que una persona amplía el espectro de sus capacidades si se pone un traje de buzo, cuando Brahman adquiere cualidades no se limita sino que expande sus posibilidades.

Swami Śivānanda, en su famosísima obra *El Señor Kṛṣṇa, sus līlās y sus enseñanzas* explica lo siguiente:

> Aunque el Señor Kṛṣṇa [Īśvara] apareció en una forma humana, su cuerpo era divino (*aprākṛtika*). No nació ni murió. Apareció y desapareció

mediante su *yoga-māyā*. Este es un secreto conocido solo por sus devotos, los yoguis y los sabios.

Aunque Īśvara posea cualidades, estas no le afectan, tal como señala Patañjali:

kleśa-karma-vipākāśayair
aparāmṛṣṭaḥ puruṣa-viśeṣa-īśvaraḥ

Īśvara es un alma suprema distinguible a la que no afectan las aflicciones (*kleśa*), las obras (karma), los resultados (*vipāka*) y las impresiones kármicas potenciales.

(*Yoga Sūtra,* 1.24)

Īśvara es completamente libre; no le perturban los resultados de las cinco *kleśas* o 'aflicciones': *avidyā* (ignorancia), *asmitā* (egoísmo), *rāga* (atracción o deseo), *dveṣa* (rechazo) y *abhiniveśa* (apego a la vida).

El Señor trasciende a *vipāka* o 'los resultados' de los karmas, es decir, las consecuencias de las acciones motivadas por el deseo de obtener: nacimiento dentro de una clase social particular (*jāti*), longevidad (*āyus*) y disfrute o placer (*bhoga*).

Saguṇa-brahman también es *akarman* o 'libre de karma', porque no le afectan las tres clases de karma: negativo, positivo y mixto. Asimismo, se encuentra más allá de las *āśaya* o 'impresiones kármicas que yacen como semillas' en el *citta* y que, en un momento determinado, se expresan como resultados kármicos.

A pesar de que la física moderna nos muestra que el mundo no es tal como lo percibimos a través de nuestros sentidos, nuestra realidad relativa todavía parece estar constituida de objetos. Asimismo, aunque de hecho Brahman está más allá de todas las cualidades, mientras nuestra percepción de la realidad se limite a un estado cognitivo de sujeto-objeto, tendremos que atribuirle cualidades para poder percibirlo. Īśvara es lo absoluto tal y como lo captamos dentro de nuestra realidad dual y relativa; es lo divino observado desde lo humano; es lo trascendental vislumbrado por lo mortal.

Bhagavān

Īśvara es el Dios personal, el controlador de todo y de todos, mientras que Bhagavān se refiere a su divina presencia. Si se utiliza el título Bhagavān para referirse a ciertos maestros iluminados como, por ejemplo, Bhagavān Ramaṇa Maharṣi, no es porque se considere que son Īśvara —el creador, controlador y dominador del mundo—, sino porque la **presencia** de lo divino o Bhagavān yace en ellos.

El sabio Parāśara, el padre de Vyāsadeva, se refiere a Bhagavān, en el *Viṣṇu Purāṇa,* como la expresión total de seis cualidades:

aiśvaryasya samagrasya
vīryasya yaśasaś śryaḥ
jñāna-vairāgyayoś caiva
ṣaṇṇāṁ bhaga itīṅgaṇā

> Fuerza, riqueza, belleza, fama, sabiduría y renunciación completas: estas seis cualidades son llamadas *bhaga* (y el Señor se llama Bhagavān por ester dotado de estas cualidades).
>
> (*Viṣṇu Purāṇa*, 6.5.74)

Fuerza… No hay mayor poder que el Ser porque su fuerza no es ejercida desde el exterior, sino desde las raíces mismas de la existencia.

Fama… La fama divina es diferente de la mundana porque trasciende al tiempo. Pero incluso en el plano terrenal, de una u otra manera, todo ser humano ha pensado, escuchado o hablado acerca de Dios. Ciertas civilizaciones lo mencionan a través de la Torá, otras mediante el Nuevo Testamento, el Corán o el Zend Avesta. Algunos creyentes lo adoran en iglesias, mientras que otros lo hacen en mezquitas y sinagogas. Si bien sus nombres pueden variar, dondequiera que vayamos siempre encontraremos alguna noción de Dios.

Riqueza… Todos creemos poseer algo pero, en realidad, el dueño de todo, incluidos nosotros, es Bhagavān. Aunque pueda parecernos que poseemos consciencia, de hecho, es la consciencia la que nos posee a nosotros.

Belleza… La belleza no es la propiedad de algo o de alguien, sino la presencia de Bhagavān, que es la belleza misma que no yace en el objeto observado, sino en la visión del observador. No es la belleza del amado lo que despierta nuestro amor, sino que nuestro amor nos revela su belleza. Solo después de descubrir la divina presencia de Bhagavān en nuestro interior, nos deleitaremos con la auténtica hermosura que mora en todo y en todos.

Sabiduría... Solo Bhagavān puede conocer de manera directa y sin intermediarios.

Renuncia... Somos esclavos de todo aquello a lo que no podemos renunciar. Por lo tanto, la opulencia de Bhagavān es completa porque él también puede renunciar a ella.

El *bhakti-yoga* crea las condiciones favorables que nos permiten percibir a Bhagavān, la presencia divina; a través de la adoración, la devoción florecerá. Cuando amamos a Bhagavān, él se revela como nuestra propia presencia, la presencia de lo que realmente somos.

Las almas

El Ātman o 'el alma individual y universal'

El *Aṣṭāvakra-gītā* se refiere al Ātman de la siguiente manera:

ātmā sākṣī vibhuḥ pūrṇa
eko muktaś cid akriyāḥ
asaṅgo niḥspṛhaḥ śānto
bhramāt saṁsāravān iva

> El Ātman es el testigo; es omnipresente, pleno, uno, liberado, consciente, independiente y pacífico; está libre de acciones y deseos. Debido a la ilusión, Ātman parece pertenecer al mundo.
>
> (*Aṣṭāvakra-gītā*, 1.12)

El término *ātman* designa a 'la esencia espiritual' o 'el alma'. El Ātman es Brahman en su aspecto inmanente y subyacente a toda criatura viviente; es la realidad como individualidad.

El Ātman consiste en el reflejo del único Brahman en todos y cada uno de nosotros. Para comprender esto, imaginemos por un momento que, después de la lluvia, se han formado muchos charcos y que el sol se refleja en ellos. Supongamos que uno de los reflejos comienza a observar, inquirir, explorar acerca de sí mismo, y aspira a conocer su origen. En un principio descubrirá su semejanza con el sol pero, al final, despertará a la realidad de que un mismo y único sol se refleja en todos y cada uno de los charcos.

Ātman es el Ser, la consciencia pura, el espíritu en su sentido universal e individual, más allá de la identificación con el mundo fenoménico. Ātman es lo eterno, infinito y absoluto dentro de esta realidad temporal, finita y relativa. Así como un orificio en un papel, aunque no esté hecho de papel, se encuentra en este, el Ātman es un punto en la forma, aunque completamente trascendental a ella; representa lo real en la base de lo aparente.

Ya que Ātman es Brahman habitando en el ser viviente, al experimentar el Ātman también estaremos experimentando la eterna realidad que subyace tras cada nombre y forma.

La *jīva* o 'entidad viviente'

El término *jīva* proviene de la raíz sánscrita *jīv* o 'vivir', y denota la esencia eterna que subyace a cada entidad viviente. *Jīva* o *jīvātman* es el mismo Ātman, pero encarcelado dentro de una determinada forma y sujeto al *saṁsāra* o 'la rueda repetitiva del nacimiento y la muerte'; se refiere a cada ser vivo que está limitado por una mente cubierta por *avidyā* (ignorancia), *mala* (impureza) y *vikṣepa* (distracción).

Dado que la verdadera identidad de la *jīva* es Ātman, su esencia es Brahman. Tal como señala este verso:

viśvataś-cakṣur uta viśvato-mukho
viśvato-bāhur uta viśvatas-pāt
saṁ bāhubhyāṁ dhamati saṁpatatrair
dyāvā-bhūmī janayan deva ekaḥ

> Todos los ojos son sus ojos; todos los rostros son sus rostros; todas las manos son sus manos; y todos los pies son sus pies. El mismo Dios creó los cielos y la tierra, y luego añadió dos manos al ser humano y dos alas al pájaro.
>
> (*Śvetāśvatara Upaniṣad,* 3.3)

Esto también lo confirma el *Bhagavad-gītā*:

sarvataḥ-pāṇi-pādaṁ tat
sarvato-'kṣi-śiro-mukham
sarvataḥ-śrutimal loke
sarvam āvṛtya tiṣṭhati

Aquel cuyas manos y pies están en todas partes, cuyos ojos, oídos y bocas se encuentran por doquier, habita en todas las criaturas y a todas las envuelve.

(*Bhagavad-gītā*, 13.14)

De igual modo que en el plano cósmico, Īśvara es Brahman asociado con *māyā* o 'la ilusión', en el plano individual la *jīva* o el 'ego subjetual' consiste en el Ātman cubierto por *avidyā* o 'ignorancia'.

En el *Pañca-daśī* se afirma:

satyaṁ jñānam anantaṁ yad
brahma tad vastu tasya tat
īśvaratvaṁ tu jīvatvam
upādhi-dvaya-kalpitam

Brahman es la existencia, la sabiduría y el infinito. Īśvara, el Señor omnisciente del mundo, y *jīva* (el alma individual) se sobreponen a Brahman mediante los dos atributos ilusorios de *māyā* y *avidyā*, respectivamente.

(*Pañca-daśī*, 3.37)

sattva-śuddhy-aviśuddhibhyāṁ
māyāvidye ca te mate
māyā-bimbo vaśī-kṛtya
tāṁ syāt sarva-jña īśvaraḥ

Existen dos tipos de *prakṛti*. Cuando predomina *sattva* pura (imperturbada por otras *guṇas*), se llama *māyā*. Cuando predomina *sattva* impura (perturbada por otras *guṇas*), se llama *avidyā*.

(*Pañca-daśī*, 1.16)

avidyā-vaśagas tv anyas
tad vaicitryād anekadhā
sā kāraṇa-śarīraṁ syāt
prājñas tatrābhimānavān

La mezcla de *rajas* y *tamas* con *sattva* (en diferentes proporciones) sobre la que Brahman proyecta su reflexión da origen a las diferentes gradaciones de *jīva* [tales como *devas*, seres humanos y animales inferiores] que están supeditadas a *avidyā* (ignorancia). Esta *avidyā* también recibe el nombre de *kāraṇa-śarīra* o 'cuerpo causal'. Cuando la *jīva* se identifica con el cuerpo causal se denomina *prājña*.

(*Pañca-daśī*, 1.17)

A diferencia de la *jīva*, que está dominada por *avidyā*, Īśvara no se encuentra bajo el dominio de *māyā*, sino que es el Señor de esta. Mientras que el alma universal se denomina *puruṣa*, el ser individual es *viśeṣa-puruṣa* o 'el alma particular'.

Así como el océano es la suma de sus olas, Īśvara, o 'la individualidad suprema', comprende a todas las *jīvas*. Al igual que no puede haber océano sin olas, Īśvara no existe sin las *jīvas*, y viceversa: ambos son interdependientes. De la misma manera que la ola posee su propia forma, aunque está compuesta del mismo océano, la *jīva* posee su individualidad propia en el seno de Īśvara, a pesar de que la esencia de ambos es Brahman, «el Uno sin segundo».

La manifestación cósmica

En el *Chāndogya Upaniṣad* (6.2.2) se afirma que Brahman es *ekam evādvitīyam* o 'Uno sin segundo', y manifiesta este mundo de nombres y formas por su propia voluntad. Brahman asume una naturaleza objeto-sujeto mediante la creación de una dualidad ilusoria que posibilita la autoobservación.

Así lo explica Ādi Śaṅkara:

bījasyāntar ivāṅkuro jagad idaṁ
prāṅ nirvikalpaṁ punaḥ
māyā-kalpita-deśa-kāla-kalanā
vaicitrya-citrī-kṛtam
māyāvīva vijṛmbhayaty api mahā-
yogīva yaḥ svecchayā
tasmai śrī-guru-mūrtaye nama idaṁ
śrī-dakṣiṇā-mūrtaye

Al igual que un malabarista o un gran yogui, solo por su propia voluntad él manifestó el universo que antes de la creación se había mantenido en un estado no manifestado como el árbol potencial en una semilla; luego se proyectó a sí mismo para convertirse en el mundo de variedad infinita,

> debido al juego ilusorio del tiempo y del espacio, ambos productos de *māyā*. Esta postración es para él, el divino maestro Śrī Dakṣiṇāmūrty.
>
> (*Śrī-dakṣiṇāmūrti Stotra*, 2)

Toda manifestación procede únicamente de Brahman porque su propia realidad es lo único que existe. Por ende, la creación solo puede ser Brahman. Aquello que denominamos «mundo» es solo la evolución aparente de Brahman, tal como señala el Vedānta Sūtra y también cita el *Bhāgavata Purāṇa* (1.1.1):

oṁ janmādy asya yataḥ

> *Oṁ* [Brahman es aquello] de lo que proceden la creación, la conservación y la destrucción de esta [manifestación].
>
> (*Vedānta Sūtra*, 1.1.2)

Para manifestarse, Brahman asume una naturaleza dual, masculino-femenina, en la cual el aspecto masculino recibe la denominación de *puruṣa*, y el femenino de *prakṛti* o *śakti*. Toda la creación cósmica está compuesta de materia y espíritu: *prakṛti* es 'la materia', es decir, todo lo que se halla sujeto a cambios; *puruṣa*, por su parte, se corresponde con el aspecto 'espiritual, eterno e inmutable'. *Vidyā* o 'sabiduría' significa la correcta discriminación entre *puruṣa* y *prakṛti*.

Así como una pantalla de cine no sufre daño alguno si explotan bombas en la película de guerra que se proyecta sobre ella, también Brahman se mantiene inmutable a pesar de que el universo se proyecta sobre él.

Kṛṣṇa se refiere a *prakṛti* de la siguiente manera:

bhūmir āpo 'nalo vāyuḥ
khaṁ mano buddhir eva ca
ahaṅkāra itīyaṁ me
bhinnā prakṛtir aṣṭadhā

Tierra agua, fuego, aire, espacio, mente, intelecto y ego son las ocho categorías de mi *prakṛti*.

(*Bhagavad-gītā*, 7.4)

apareyam itas tv anyāṁ
prakṛtiṁ viddhi me parām
jīva-bhūtāṁ mahā-bāho
yayedaṁ dhāryate jagat

Esta es mi *prakṛti* inferior. Distinta de ella, ¡oh, tú, el de los poderosos brazos!, conoce a mi *prakṛti* superior, que adopta la forma de *jīva*, aquella por la cual se sostiene este universo.

(*Bhagavad-gītā*, 7.5).

A través de las tres modalidades de la naturaleza material, llamadas *sattva* (bondad), *rajas* (pasión) y *tamas* (inercia), *prakṛti* da lugar a la ilusión y la ignorancia. Una de las diferencias esenciales entre *māyā* y *avidyā* es que, en la primera, predomina *sattva-guṇa*, mientras que en la segunda prevalece *rajo-guṇa*. Swami Vidyāraṇya lo señala en su *Pañca-daśī*:

cid-ānanda-maya-brahma-
pratibimba-samanvitā
tamo-rajaḥ-sattva-guṇā
prakṛtir dvi-vidhā ca sā

La sustancia esencial se denomina *prakṛti* y se compone de tres elementos, llamados *sattva*, *rajas* y *tamas*. Brahman, que es consciencia y dicha puras, siempre se refleja en ella. *Prakṛti* posee dos naturalezas [*māyā* y *avidyā*].

(*Pañca-daśī,* 1.15)

Si prestamos atención, advertiremos que, aunque consideremos que el mundo es sólido, real y verdadero, de hecho su existencia es ilusoria. Para que algo sea real, debe ser continuo y permanente. Nos resulta evidente que un sueño no es verídico porque posee un principio y un final; por ejemplo, soñamos que somos millonarios pero, al despertar, nos damos cuenta de que no es así; es decir, el sueño carece de continuidad. Con respecto a esto, el *Yoga-vāsiṣṭha-sāra-saṅgraha* señala que, en realidad, todo «lo visible» es ilusorio:

jagat tvam aham ity ādir
mithyātmā dṛśyam ucyate
yāvad-etat sambhavati
tāvan-mokṣo na vidyate

El mundo, el tú, el yo, etc., constituyen las entidades ilusorias que reciben el nombre de «lo visible». La liberación no será posible mientras esta ilusión persista.

(*Yoga-vāsiṣṭha-sāra-saṅgraha*, 3.3)

El verso nos indica que todo lo observado carece de una existencia absoluta y solo consiste en una ilusión que se esfuma a cada instante. Es muy difícil apreciar las constantes transformaciones que experimenta el mundo, del mismo modo que, al mirar una vela encendida, no parece que el fuego la esté consumiendo; si la observamos tras un lapso de tiempo, podemos apreciar el cambio. Al igual que el fuego extingue la vela, el mundo arde con nosotros en su interior. Cuando percibamos la transitoriedad de la vida, comenzaremos a cuestionarnos nuestra verdadera existencia.

La creación se manifiesta por la aparente evolución de Brahman de lo sutil a lo sólido, de lo simple a lo complejo, de la unidad a la diversidad. Brahman no crea desde la nada, sino que manifiesta desde sí mismo. En cambio, durante el proceso de involución, la manifestación temporal se disuelve y retorna a su fuente eterna.

La adoración de Īśvara

La experiencia de Nirguṇa-brahman es la razón última de nuestra vida. El estado más elevado es la absorción en lo absoluto. Pero la mente, debido a su tendencia a exteriorizar, no puede enfocarse en algo que es incapaz de percibir. Puesto que nuestra mente solo puede captar lo tangible y lo concreto, por lo menos al principio es esencial la adoración a Saguṇa-brahman o Īśvara. Este tema lo aclara el Señor Kṛṣṇa:

kleśo 'dhikataras teṣām
avyaktāsakta-cetasām
avyaktā hi gatir duḥkhaṁ
dehavadbhir avāpyate

> La dificultad es grande para aquellos cuyas mentes están ocupadas en lo no manifestado, porque es muy difícil para los seres encarnados alcanzar una meta no manifiesta.
>
> (*Bhagavad-gītā*, 12.5)

La literatura puránica se refiere a Brahman como Īśvara en una trinidad, o *tri-mūrti*, formada por Brahmā, Viṣṇu y Śiva. Brahmā es responsable de la creación, Viṣṇu de la conservación, mientras que el Señor Śiva está a cargo de la disolución del universo. Cada una de las deidades de la *tri-mūrti* se identifica con una de las modalidades de *prakṛti*: *rajas*, *sattva* y *tamas*, respectivamente.

Es suficiente centrarse en un solo aspecto de Īśvara para acceder a él. Así como un niño pequeño puede llamar la atención de su padre pellizcándole uno solo de sus dedos, el ser humano puede relacionarse con Brahman mediante la adoración amorosa de uno solo de sus aspectos.

Cuando visitan la India o asisten a templos hindúes establecidos en otros países, muchas personas educados en la cultura occidental se asombran al observar diferentes *mūrtis*, ya sea de Śrī Śrī Rādhā-Kṛṣṇa, de Sītā-Rāma, del

Señor Śiva, de Gaṇeśa o de la Devī, y deducen que el *sanātana-dharma* es una religión politeísta que cree en la existencia de muchos dioses. Pero lo cierto es que todos los *devas* son meras facetas de lo divino, de Īśvara.

Diferentes líneas de *bhakti* han emergido acordes con el aspecto de la *tri-mūrti* que inspira la devoción. Aunque algunos dirigen su amor a Brahmā, la mayoría de los devotos se inclinan por Viṣṇu o Śiva. Pero, si bien las principales corrientes son el vaishnavismo y el shaivismo, no podemos excluir al shaktismo, que adora a la Madre Divina, aunque no como un aspecto de Īśvara sino como símbolo de la *kuṇḍalinī-śakti*.

Al igual que una persona posee distintos aspectos —puede ser un hijo para su madre, un marido para su esposa, un padre para sus hijos, un amigo para sus compañeros de trabajo, un subalterno para su jefe—, también Īśvara puede manifestar un sinfín de aspectos de acuerdo con la relación que establezcamos con él, sin dejar de ser nunca el mismo Señor supremo del universo. Tal como señala el *Ṛg-veda*:

indraṁ mitraṁ varuṇam agnim āhur
atho divyaḥ sa suparṇo garutmān
ekaṁ sad viprā bahudhā vadanty
agniṁ yamaṁ mātariśvānam āhuḥ

Ellos la llaman Indra, Mitra, Varuṇa, Agni, y el celestial noblemente alado Garuḍa. La Verdad es una, pero los sabios se refieren a ella de maneras variadas como Agni, Yama, Mātariśvan.

(*Ṛg Veda,* 1.164.46)

Dios es uno; sin embargo, debido a su misericordia permite que se le contemple en ilimitados aspectos, revelándose del modo específico en que el *bhakta* elige adorarlo. El término *iṣṭa-devatā* significa 'deidad predilecta o elegida' y se refiere al aspecto favorito de lo divino escogido por el devoto —o por su maestro espiritual— para reverenciar a Dios y adorarlo en su aspecto personal, tanto en el templo como en el hogar. Es muy recomendable adherirse a un solo aspecto de la deidad a lo largo de nuestra vida. Por lo tanto, el devoto puede conectarse con aquel aspecto de lo divino que atraiga a su corazón. En palabras de Śrī Rāmakṛṣṇa Paramahaṁsa: «Muchos son los nombres de Dios e infinitas son las formas mediante las cuales dirigirse a él. En cualquier nombre y forma con que lo adores, a través de eso lo experimentarás».

Tal como menciona Patañjali, el yogui encontrará a la divinidad en el aspecto en que la conciba:

svādhyāyād iṣṭa-devatā-saṁprayogaḥ

> La unión con el *iṣṭa-devatā* preferido ocurre a través del estudio que conduce a la sabiduría del Ser.
>
> (*Yoga Sūtra*, 2.44)

Sin embargo, dado que la actitud del hinduismo es siempre inclusiva y nunca exclusiva, el *bhakti-yogī* no ve a su *iṣṭa-devatā* como superior a los otros o como el único digno de ser adorado; más bien elige aquel aspecto en el que encuentra incluidos a todos los demás.

Así pues, al contemplar a nuestra deidad predilecta no percibimos algo diferente de nosotros mismos, sino a nuestro potencial, a lo que podemos llegar a ser. El *iṣṭa-devatā* es la humanidad que trasciende su naturaleza inferior; somos nosotros mismos trascendiéndonos.

En el *Īśāvāsya Upaniṣad* se dice:

andhaṁ tamaḥ praviśanti
ye 'sambhūtim upāsate
tato bhūya iva te tamo
ya u sambhūtyāṁ ratāḥ

Aquellos que adoran lo no manifestado entran en la región de la oscuridad, y peor aún ocurre con los adoradores de lo manifestado.

(*Īśāvāsya Upaniṣad,* 12)

sambhūtiṁ ca vināśaṁ ca
yas tad vedobhayaṁ saha
vināśena mṛtyuṁ tīrtvā
sambhūtyā'mṛtam aśnute

Aquel que adora a Dios en su aspecto personal y en su aspecto impersonal simultáneamente, supera la muerte a través de la adoración a lo personal y experimenta la inmortalidad a través de la adoración a lo impersonal.

(*Īśāvāsya Upaniṣad,* 14)

En consecuencia, nuestro sendero hacia el Todo debe comenzar en lo manifestado, porque, a través del Dios inmanente, llegaremos al trascendente. Logramos la comunión con Īśvara una vez que superamos la *avidyā* y experimentamos nuestra identidad como el Brahman absoluto cuando trascendemos la *māyā*.

Capítulo 5

Los nueve miembros del *bhakti-yoga*

El *bhakti-yoga* recibe también el nombre de *navāṅga-yoga* o 'el yoga de los nueve miembros devocionales', que son:

1. *Śravaṇa* o 'escuchar los sagrados pasatiempos (*līlās*) del Secor'.
2. *Kīrtana* o 'cantar las sagradas glorias del Señor'.
3. *Smaraṇa* o 'recordar constantemente los nombres del Señor y su presencia en nuestra vida'.
4. *Pāda-sevana* o 'adorar los sagrados pies del Señor'.
5. *Arcana* o 'adorar través de rituales y ceremonias'.
6. *Vandana* o 'postraciones, reverencias y oraciones al Señor.'
7. *Dāsya* o 'cultivar una actitud servicial hacia el Señor'.
8. *Sakhya* o 'cultivar amistad hacia el Señor'.
9. *Ātma-nivedana* o 'entregarse por completo al Señor'.

El proceso *bhakti-mārga* de nueve *aṅgas* o 'miembros' diferentes se describe en el *Bhāgavata Purāṇa:*

śrī-prahrāda uvāca
śravaṇaṁ kīrtanaṁ viṣṇoḥ
smaraṇaṁ pāda-sevanam
arcanaṁ vandanaṁ dāsyaṁ
sakhyam ātma-nivedanam

iti puṁsārpitā viṣṇau
bhaktiś cen nava-lakṣaṇā
kriyeta bhagavaty addhā
tan manye 'dhītam uttamam

Śrī Prahlāda dijo: «Considero que estas nueve características (de la devoción) son la forma más elevada de aprendizaje: escuchar y glorificar al Señor Viṣṇu, recordarlo, servir a sus pies de loto, adorarlo con profundo respeto, ofrecerle reverencias y oraciones, convertirse en su sirviente, considerarlo el mejor amigo y entregar todo a él».

(*Bhāgavata Purāṇa,* 7.5.23-24)

En su *Bhakti-rasāmṛta-sindhu,* Rūpa Gosvāmī describe este proceso devocional y menciona lo siguiente:

sā bhaktir eka-mukhy-āṇgāśrītānaikāngikātha vā
sva-vāsanānusāreṇa niṣṭhātaḥ siddhi-kṛd bhavet

> Cuando uno se afirma en este *bhakti*, ya sea en un miembro (*aṅga*) principal o secundario de acuerdo con su propia inclinación natural, puede alcanzar la perfección.
>
> (*Bhakti-rasāmṛta-sindhu*, 1.2.264)

Luego menciona a varios devotos ejemplares que alcanzaron la perfección en el *bhakti* mediante su completa dedicación a alguno de estos nueve miembros:

śrī-viṣṇoḥ śravaṇe parīkṣid abhavad vaiyāsakiḥ kīrtane
prahlādaḥ smaraṇe tad-aṅghri-bhajane lakṣmīḥ pṛthuḥ pūjane
akrūras tv abhivandane kapi-patir dāsye 'tha sakhye 'rjunaḥ
sarvasvātma-nivedane balir abhūt kṛṣṇāptir eṣāṁ param

> Mahārāja Parīkṣit alcanzó la máxima perfección con solo oír hablar del Señor Viṣṇu; Śukadeva, glorificándolo; Prahlāda, recordándolo, y Lakṣmī lo logró adorando los pies de Mahāviṣṇu. Mahārāja Pṛthu logró una perfección semejante venerando al Señor, y Akrūra ofreciéndole plegarias. Hanumān alcanzó la perfección sirviendo al Señor Rāmacandra; Arjuna, siendo amigo de Kṛṣṇa, y Bali Mahārāja, dedicando todo a los pies de loto de Kṛṣṇa.
>
> (*Bhakti-rasāmṛta-sindhu*, 1.2.265)

Estos *aṅgas* también se describen en el *Viṣṇu Purāṇa* y, en general, se ensalzan en las escrituras como puertas que conducen a la meta más elevada del proceso devocional a todo ser humano, sin diferencia de casta, fe o religión:

tasmāt sarvātmanā rājan
hariḥ sarvatra sarvadā
śrotavyaḥ kīrtitavyaś ca
smartavyo bhagavān nṛṇām

¡Oh, Rey! Así, es esencial que todo ser humano escuche, glorifique y recuerde al Señor con todo su ser, siempre y en todas partes.
(*Bhāgavata Purāṇa*, 2.2.36)

śravaṇa-kīrtana ha-ite kṛṣṇe haya 'premā'
sei pañcama puruṣārtha-puruṣārthera sīmā

Cuando uno alcanza el nivel del amor divino hacia el Señor Kṛṣṇa mediante audición, glorificación [y los demás miembros], alcanza el quinto estadio de la perfección [más allá de *dharma*, *artha*, *kāma* e incluso *mokṣa*] y la cumbre de los objetivos de la vida.
(*Caitanya-caritāmṛta* «*Madhya*», 9.261)

Estos nueve miembros no demarcan etapas o niveles separados sino que están interrelacionados. A continuación, analizaremos cada uno de ellos en profundidad.

Śravaṇa o 'audición'

Śravaṇa significa 'audición' y se refiere específicamente al acto de escuchar los relatos acerca de los *līlās* o 'pasatiempos' del Señor de labios del maestro espiritual o de otras almas santas y sabias.

Las *gopīs* describen *śravaṇa* de la siguiente manera:

tava kathāmṛtaṁ tapta-jīvanaṁ
kavibhir īḍitaṁ kalmaṣāpaham
śravaṇa-maṅgalaṁ śrīmad ātataṁ
bhuvi gṛṇanti te bhūri-dā janāḥ

¡Oh, Kṛṣṇa! Tus nectáreos pasatiempos narrados por almas iluminadas animan a los afligidos y angustiados; eliminan todas las impurezas y escucharlas es auspicioso y glorioso. Benéficos son aquellos que te alaban y difunden este néctar por la tierra.

(*Bhāgavata Purāṇa*, 10.31.9)

Aunque el discípulo puede leer estos relatos por sí mismo, se recomienda escucharlos de su gurú, tal como señala Śrīla Viśvanātha Cakravartī Ṭhākur:

ānuśravaṁ guror uccāraṇam anuśrūyante

Ellos [los devotos] deben aprender acerca del Señor escuchando al maestro espiritual.

Śravaṇa posee la capacidad de despertar en nosotros la aspiración a la divinidad. Así lo afirma este verso:

nivṛtta-tarṣair upagīyamānād
bhavauṣadhāc chrotra-mano-'bhirāmāt
ka uttama-śloka-guṇānuvādāt
pumān virajyeta vinā paśughnāt

Aquellos que se mantienen distantes de los deseos materiales y están liberados de ellos se deleitan escuchando la alabanza y la descripción de las cualidades del Señor. Escuchar estas glorias constituye el remedio para la existencia terrenal y otorga felicidad a los oídos y a la mente. Por consiguiente, ¿quién sino un carnicero [de su propia alma] no se deleitará escuchándolas?

(*Bhāgavata Purāṇa*, 10.1.4)

idaṁ hi puṁsas tapasaḥ śrutasya vā
sviṣṭasya sūktasya ca buddhi-dattayoḥ
avicyuto 'rthaḥ kavibhir nirūpito
yad-uttama-śloka-guṇānuvarṇanam

Ha sido declarado por los sabios iluminados que relatar las virtudes del Señor, que tiene excelente fama, es el propósito eterno de la propia austeridad, el estudio de los Vedas, los sacrificios, el canto de himnos, la iluminación y la caridad.

(*Bhāgavata Purāṇa*, 1.5.22)

En este primer paso de la vía de la devoción, nos abrimos y nos tornamos accesibles para poder recibir, en la tierra fértil de nuestro corazón, la semilla de la devoción de un maestro espiritual. Jīva Gosvāmī afirma:

tataś ca viśeṣa-bubhutsāyāṁ satyānteṣv ekato 'nekato
vā śrī-gurutvenāśritāc chravaṇaṁ kriyate

> Entonces, [cuando] uno desea el progreso espiritual, ha de refugiarse en un gurú iniciador (*dīkṣa*) o varios gurús instructores (*śikṣā*) y ha de efectuar audición (*śravana*). De esta manera, uno comprenderá la Verdad de principio a fin.
> (*Bhakti-sandarbha*, 202.11)

La devoción no se puede aprender de manera intelectual; no es cuestión de métodos o técnicas. El *prema* o 'amor sagrado y puro' es similar a un virus del que uno solamente puede contagiarse en contacto con alguien que lo porta. Así pues, podemos decir que los devotos puros del Señor son aquellos que se han transformado en elementos tremendamente contagiosos de la devoción. He aquí la gran importancia del *sādhu-saṅga* o 'la compañía de las grandes almas' y del *satsaṅga* o 'la asociación con un sabio que ha experimentado la Verdad'. Si bien *śravaṇa* se refiere a los relatos acerca de los pasatiempos del Señor, el *Bhāgavata Purāṇa* también recomienda escuchar descripciones de las cualidades de santos:

śrutasya puṁsāṁ sucira-śramasya
nanv añjasā sūribhir īḍito 'rthaḥ
yat-tad-guṇānuśravaṇaṁ mukunda-
pādāravindaṁ hṛdayeṣu yeṣām

La conclusión de los sabios es que la meta más elevada de *śruta* o 'conocimiento recibido por audición', alcanzada solo después de intensos y prolongados esfuerzos, consiste en escuchar las múltiples alabanzas de las cualidades de quienes tienen en sus corazones los pies de loto del Señor Mukunda.

(*Bhāgavata Purāṇa,* 3.13.4)

Escuchar con precisión requiere silencio, pues no es posible hablar y, al mismo tiempo, captar lo que el interlocutor transmite. Conforme se intensifica el silencio, se agudiza la atención. De ese modo, *śravaṇa* requiere que el discípulo cree quietud interna, que no consiste en una mera ausencia de ruidos y sonidos, sino de ideas preconcebidas, conceptos, conclusiones y vacilación mental. Ciertamente, el primer peldaño en la escalera del *bhakti* corresponde al cultivo de la receptividad.

Así como los alimentos que ingerimos se incorporan a nuestro organismo, cuando un discípulo escucha a su maestro con atención, absorbe sus enseñanzas y obtiene las vitaminas necesarias para crecer y evolucionar. Quizás olvide las palabras exactas, pero la sabiduría del maestro se hace parte de su alma.

Cultiva el escuchar: cuando tengas una duda

relacionada con tu salud, escucha a tu cuerpo; cuando vaciles sobre la dirección que debes tomar en tu vida, escucha con cuidado a la existencia en lo profundo de tu corazón. Quien cultiva y desarrolla el arte de escuchar alerta y receptivamente encuentra el silencio y la paz.

Kīrtana o 'glorificación'

La palabra *kīrtana* significa en sánscrito 'glorificar al Señor cantando sus santos nombres con armonía'. La glorificación eleva la energía, intensifica la devoción y es, ciertamente, una de las maneras más accesibles y rápidas de experimentar a Dios. *Kīrtana* es el canto congregacional, en el cual un *kīrtanakar* canta el mantra y un grupo de personas le responde; el canto es acompañado por instrumentos musicales como *tabla*, *mridanga*, harmonio, *kartālas*, etc. *Kīrtana* es mucho más que un simple entretenimiento o una distracción. Más bien, es un cantar transformativo.

La práctica del *kīrtana-yoga* se recomienda para el público en general en esta caída era de *Kali*.

dhyāyan kṛte yajan yajñais
tretāyāṁ dvāpare 'rcayan
yad āpnoti tad āpnoti
kalau saṅkīrtya keśavam

Aquello que se experimenta en *Satya-yuga* mediante la meditación, en *Tretā-yuga* mediante sacrificios y en *Dvāpara-yuga* mediante la

> adoración, se puede experimentar, en *Kali-yuga*, mediante la entonación (*kīrtana*) del nombre del Señor Keśava.
>
> (*Viṣṇu Purāṇa*, 6.2.17)

En nuestros días, muy pocos están dispuestos a aceptar las austeridades que requieren los senderos del yoga clásicos. El *haṭha-yoga*, *rāja-yoga* o *jñāna-yoga* son apropiados para una minoría exclusiva porque demandan estricta disciplina. Por el contrario, el *kīrtana-yoga* se encuentra al alcance de todos y es capaz de beneficiar a amplias mayorías.

Muchos santos, yoguis y místicos, en un estado de consciencia divina, compusieron bellísimos *bhajanas* o 'cánticos devocionales' que glorifican al Señor. El *Bhagavad-gītā* señala con meridiana claridad que el *kīrtana* constituye la principal ocupación de las grandes almas:

satataṁ kīrtayanto māṁ
yatantaś ca dṛḍha-vratāḥ
namasyantaś ca māṁ bhaktyā
nitya-yuktā upāsate

> Siempre glorificándome con grandes esfuerzos y determinación, y postrándose ante mí, [estas grandes almas están] siempre firmes en su adoración devocional a mí.
>
> (*Bhagavad-gītā*, 9.14)

Cada devoto glorifica a su propio *iṣṭa-devatā*. Así pues,

los devotos del Señor Kṛṣṇa cantan el mahā-mantra: «*Hare kṛṣṇa hare kṛṣṇa, kṛṣṇa kṛṣṇa hare hare, hare rāma hare rāma, rāma rāma hare hare*»; los devotos del Señor Śiva entonan mantras como «*Oṁ namaḥ śivāya*»; y los *śāktas* —devotos de la Madre Divina— cantan, entre otros, el mantra «*Oṁ śrī mahā-kālikāyai namo namaḥ*».

Śukadeva dice a Mahārāja Parīkṣit:

etan-nirvidyamānānām
icchatām akuto-bhayam
yogināṁ nṛpa nirṇītaṁ
harer nāmānukīrtanam

> ¡Oh, Rey! Se afirma que el canto constante de los santos nombres del Señor [es el sendero] para aquellos que han desarrollado aversión a este mundo y tratan de alcanzar el estado audaz.
> (*Bhāgavata Purāṇa*, 2.1.11)

Saṅkīrtana se refiere a una glorificación más elaborada o plena. El prefijo sánscrito *saṅ* indica 'plenitud' o 'acompañado por'. El *saṅkīrtana* es el 'canto congregacional' o 'entonación acompañada por instrumentos musicales'; se ejecuta tanto en el templo como en el hogar, junto con la familia o los amigos, y posee estilos variados de acuerdo con la tradición de cada área geográfica.

Śrī Caitanya (1486-1533) fue un célebre santo *vaiṣṇava* que inició en Bengala un importantísimo movimiento de *saṅkīrtana* del *mahā-mantra*.

El *mahā-mantra* se recomienda especialmente para *saṅkīrtana* en esta era; así lo confirma el *upaniṣad* del *Kṛṣṇa Yajur Veda*, en el que Brahmā responde la pregunta del sabio Nārada:

hariḥ oṁ
dvāparānte nārado brahmāṇam jagaṁ katham
bhagavan gāṁ paryaṭan-kaliṁ santareyam iti
sa hovāca brahmā –
sādhu pṛṣṭo 'smi sarva śṛti-rahasyaṁ gopyaṁ
tac chṛṇu yena kali-saṁsāraṁ tariṣyasi bhāgavata
ādi-puruṣasya nārāyaṇasya nāmoccāraṇa-mātreṇa
nirdhṛta-kalir bhavatīti

A finales del *Dvāpara-yuga*, Nārada, que había atravesado el mundo entero, acudió a Brahmā y se dirigió a él así: «¡Oh, Señor, ¿cómo podría prevenir los efectos de *Kali-yuga*?». Brahmā respondió: «Has formulado una excelente pregunta. Escucha este secreto que todos los Vedas mantienen oculto y con el cual uno puede superar la existencia material durante la era de *Kali*. Uno se libera de la influencia de *Kali-yuga* simplemente pronunciando los nombres del Señor Nārāyaṇa».

(*Kali-santaraṇa Upaniṣad*, verso 1)

nāradaḥ punaḥ papraccha taraṇaṁ kimiti
sa hovaca hiraṇyagarbaḥ –

hare rāma hare rāma
rāma rāma hare hare
hare kṛṣṇa hare kṛṣṇa
kṛṣṇa kṛṣṇa hare hare

iti ṣoḍaśakaṁ nāmnāṁ
kali-kalmaśa-nāśanam
nātaḥ para-taropāyaḥ
sarva-vedeṣu dṛśyate

> De esta manera, Nārada nuevamente preguntó a Brahmā: «¿Cuáles son esos nombres?».
> El Señor Brahmā respondió: «*Hare Rāma Hare Rāma Rāma Rāma Hare Hare, Hare Kṛṣṇa Hare Kṛṣṇa Kṛṣṇa Kṛṣṇa Hare Hare.* Estos dieciséis nombres sagrados destruirán las influencias pecaminosas de la era de *Kali*. No veo ningún otro método».
> (*Kali-santaraṇa Upaniṣad,* verso 2)

La infinita *śakti* que yace en los santos nombres del Señor es capaz de remover toda *mala* o 'impureza mental'. *Saṅkīrtana* ayuda a superar los obstáculos en el sendero hacia la autorrealización.

Es preferible cantar el *kīrtana* en el idioma sánscrito original y puede asumir dos modalidades: *sambhoga-bhāva* y *vipralambha-bhāva. Sambhoga-bhāva* significa cantar con una 'disposición de disfrute' por la felicidad de la asociación directa con el Señor, mientras que *vipralambha-bhāva* significa cantar con una 'disposición de separación', sintiendo añoranza a causa de la separación de él.

Las dos clases principales de *kīrtana* son *nāma-kīrtana* y *līlā-kīrtana*.

Nāma-kīrtana: el cántico de los nombres divinos de nuestro *iṣṭa-devatā*. Cantando con devoción, el devoto se asocia directamente con el Señor, ya que, en un plano absoluto, Dios y su nombre son uno y lo mismo. En India, se realizan eventos llamados *akhaṇḍa-nāma-kīrtana*. *Akhaṇḍa* significa 'sin parar', es decir que *kīrtanas* pueden durar hasta una semana seguida, durante la cual diferentes grupos musicales se alternan generalmente cada una o dos horas.

Līlā-kīrtana: otro tipo de canto devocional que describe los diferentes pasatiempos del Señor. Entre los tipos más populares de *līlā-kīrtana* se encuentran los siguientes:

a. *Pāla-kīrtana*: una persona entona cierto pasatiempo de su propio *iṣṭa-devatā* y un grupo de devotos lo acompaña.
b. *Padyāvalī-kīrtana*: el canto de los pasatiempos divinos entre Kṛṣṇa y sus diferentes asociados.
c. *Aṣṭa-kālīya-kīrtana*: entonación de los pasatiempos correspondientes a un día completo de la pareja divina, Sus Señorías Śrī Śrī Rādhā y Kṛṣṇa; comienza a las seis de la mañana y continúa durante veinticuatro horas.
d. *Dhun*: aunque no se ejecuta con mantras, se glorifican tanto los nombres del Señor como sus pasatiempos. Su beneficio devocional es similar al del *kīrtana*. Es popular en la zona de Gujarat (India) y generalmente se interpreta en *sambhoga-bhāva*.

Ya que se origina en el sonido, el *kīrtana* comparte con los sagrados Vedas el mismo origen. Purifica la atmósfera, abre los corazones a la gracia divina y transforma los sentimientos en devoción al canalizarlos hacia el absoluto.

Todo proceso yóguico estará incompleto sin el *kīrtana* que nos lleva a profundos estados de interiorización de los sentidos y nos facilita la trascendencia del plano mental. Sin duda, el *kīrtana* es el medio más simple y efectivo de elevación espiritual; es el divino néctar capaz de calmar la sed espiritual del alma perdida en el desierto mundano de la ilusión.

Canta los sagrados nombres del Señor con devoción desde lo más profundo de tu corazón. Establécete en Dios hasta fundirte en su presencia.

Smaraṇa o 'remembranza'

Smaraṇa significa 'remembranza' y se refiere al constante recuerdo de Dios. En realidad, *smaraṇa* es una consecuencia orgánica de los dos pasos previos: *śravaṇa* y *kīrtana*. El recuerdo de Dios acontece espontáneamente después de escuchar sus glorias y pasatiempos, y cantar sus santos nombres. *Smaraṇa* no es una práctica sino un efecto de los procesos anteriores; no es el producto de un esfuerzo, sino que florece de manera natural.

Cuando tratamos de recordar el nombre de un amigo de nuestra infancia, nos tensionamos y nos bloqueamos; pero en un momento de relajación, su nombre puede emerger por sí solo en nuestra memoria. Similarmente, *smaraṇa* es un despertar que ocurre en un momento de tranquilidad mental y paz emocional.

En el contexto de la literatura upanishádica, el término *smaraṇa* implica 'observación', así como para Buda es *sammasat* o 'atención correcta'. En la terminología de Caitanya, diremos que *smaraṇa* ocurre al sacudir del espejo del corazón el polvo acumulado que oculta el reflejo de la gloria divina.

En el *Viṣṇu Purāṇa*, encontramos hermosos versos donde Prahlāda, el gran devoto del Señor, declara:

prayāsaḥ smaraṇe ko 'sya
smṛto yacchati śobhanam
pāpa-kṣayaś ca bhavati
smaratāṁ tam ahar-niśam

sarva-bhūta-sthite tasmin
matir maitrī divā-niśam
bhavatāṁ jāyatām evaṁ
sarva-kleśān prahāsyatha

> ¿Qué dificultad presenta recordar a aquel que, cuando es rememorado día y noche, concede todo lo auspicioso y absuelve todos los pecados? Permite que todos tus pensamientos y afectos se fijen en aquel que está presente en todos los seres, y entonces libérate de toda angustia.
>
> (*Viṣṇu Purāṇa*, 1.17.78-79)

En el *Mukunda-mālā Stotra*, de Kulaśekhara Ālvār, leemos:

kṛṣṇa tvadīya-pada-paṅkaja-pañjarāntam
adyaiva me viśatu mānasa-rāja-haṁsaḥ
prāṇa-prayāṇa-samaye kapha-vāta-pittaiḥ
kaṇṭhāvarodhana-vidhau smaraṇaṁ kutas te

¡Oh, Señor Kṛṣṇa! Ten la bondad de permitir que el cisne de mi mente penetre en los tallos enmarañados del loto de tus pies. ¿Cómo podré recordarte en el momento de la muerte, cuando mi garganta esté atorada con mucosidades, bilis y aire?

(*Mukunda-mālā stotra*, 33)

El recuerdo de Dios, de nuestro *iṣṭa-devatā* y de las historias sagradas relacionadas con él tiene que ser constante. De la misma manera que un alcohólico no puede olvidar la bebida, un fumador los cigarrillos o un avaro su dinero, el devoto está tan apegado a su *iṣṭa-devatā* que recuerda al Señor, su nombre, a sus santos devotos o al maestro espiritual, día y noche, e incluso en sus sueños.

En relación con este tema, el *Bhāgavata Purāṇa* declara lo siguiente:

etāvān sāṅkhya-yogābhyāṁ
sva-dharma-pariniṣṭhayā
janma-lābhaḥ paraḥ puṁsām
ante nārāyaṇa-smṛtiḥ

La más elevada perfección de la vida humana consiste en la capacidad de recordar a Dios en el

> momento de la muerte, y ello se logra mediante el autoconocimiento, el yoga y una vida de acuerdo con el *dharma*.
>
> (*Bhāgavata Purāṇa*, 2.1.6)

El olvido de nuestra auténtica esencia causa desdicha y sufrimiento; no hay maldad en el ser humano, solo ignorancia de su verdadero origen divino. El recuerdo de Dios es el olvido de la ilusión o *māyā*, la dualidad y el mundo relativo. El proceso espiritual consiste en olvidar el plano teórico, dejar de vivir en un mundo de hipótesis e ideas y comenzar a movernos en la esfera de hechos reales.

La constante remembranza de Dios nos lleva a olvidar lo que imaginamos ser y lo que creemos acerca de nosotros mismos —nuestras ideas, conceptos, creencias, opiniones y conclusiones— y nos devuelve la memoria de lo que realmente somos. El recuerdo de Dios es olvidar nuestra identidad para recordar lo que nunca supimos. Se trata simplemente de autorrecordarnos o recordarnos a nosotros mismos.

Smaraṇa no es recordar lo que **fue**, sino lo que **es**; consiste en el olvido del pasado y el recuerdo del presente. No está relacionado con el pensamiento, sino con el corazón, que acuna el recuerdo divino de nuestra verdadera naturaleza. *Smaraṇa* sugiere que no hemos perdido a Dios, solo le hemos olvidado; no propone transformarnos en lo que nunca hemos sido, sino solo ser lo único que podemos ser. *Smaraṇa* es la esencia de la iluminación. No se trata de esforzarse por encontrar algo que no poseemos: Dios se encuentra aquí; es nuestra vida misma y es imposible perderlo o abandonarlo, solo podemos olvidarlo.

Representando papeles para ser queridos y aceptados, hemos olvidado quiénes somos en realidad. La religión solo sugiere que si vivimos como mendigos es porque hemos olvidado que somos hijos del rey; si tememos a la muerte, es porque hemos olvidado nuestra naturaleza eterna; si sufrimos, es solo porque hemos olvidado que somos la dicha misma. Entonces, no se trata de recordar, sino de ser… porque somos lo divino, olvidado.

Pāda-sevana o 'servicio a los pies'

En sánscrito, *pāda* significa 'pie', y *sevana*, 'servicio' o 'asistencia'. Dedicamos gran parte de nuestro tiempo a ayudar a los demás: servimos a nuestro empleador, a nuestra familia, a la sociedad, etc. Servir es responder a las demandas y necesidades de otros, pero ¿qué servicio podemos brindarle al Dios omnipotente que no necesita asistencia alguna? No es Dios, sino el devoto quien necesita expresar su devoción en la práctica a través del servicio.

Después de *śravaṇa* (escuchar acerca del Señor), *kīrtana* (glorificarlo) y *smaraṇa* (recordarlo), el devoto naturalmente busca la intimidad del servicio devocional. *Pāda-sevana* se menciona después de *smaraṇa* porque este debe ser una expresión de la dicha del recuerdo de lo divino. La filantropía motivada por interés de obtener beneficios personales no es verdadero servicio devocional.

Si ayudamos a los demás con el propósito de llegar al paraíso, estaremos solo utilizando a otros para alcanzar nuestras ambiciones.

Una antigua historia hindú cuenta de un hombre sumamente ambicioso que, luego de haber llegado a la conclusión de que el servicio en esta vida es inevitable, quiso servir a la persona más importante y poderosa. Fue a su aldea y se transformó en el sirviente principal del intendente. Un día, un recolector de impuestos visitó la aldea y cobró dinero del intendente. El ambicioso hombre abandonó la aldea con el recaudador de impuestos, para convertirse en su ayudante. Lo ayudó a recaudar dinero de los diferentes intendentes.

Al llegar a la capital, el recaudador llevó todo el dinero al gobernador principal. El hombre comprendió que el recaudador estaba subordinado al gobernador. Le pidió al gobernador ser su secretario. En una oportunidad, el gobernador fue con el muchacho a visitar al rey. En la corte real, el ambicioso servidor comprendió que el rey era la persona a la que debía servir. Así se transformó en uno de los sirvientes del rey.

Un día, observó que el rey entraba en el templo y se inclinaba ofreciendo reverencias ante el Señor Kṛṣṇa. Finalmente, el muchacho comprendió qué es lo realmente digno de ser servido y se transformó en un devoto del Señor.

Hay quienes opinan que dedicarse por completo al servicio del Señor es una irresponsabilidad porque tenemos muchas otras obligaciones en la vida. Con respecto a eso, este verso dice:

devarṣi-bhūtāpta-nṛṇāṁ pitṛṇāṁ
na kiṅkaro nāyam ṛṇī ca rājan
sarvātmanā yaḥ śaraṇaṁ śaraṇyaṁ
gato mukundaṁ parihṛtya kartam

Toda persona que haya tomado refugio en los pies de loto de Mukunda [Kṛṣṇa], que es el dador de liberación, y haya renunciado a todo tipo de obligación y tomado el sendero con toda seriedad, no tiene responsabilidades ni obligaciones hacia los semidioses, los sabios, las entidades vivientes en general, los miembros de la familia, la humanidad o los antepasados.

(*Bhāgavata Purāṇa,* 11.5.41)

Y en la misma escritura leemos los siguientes versos:

yat-pāda-sevābhirucis tapasvinām
aśeṣa-janmopacitam malaṁ dhiyaḥ
sadyaḥ kṣiṇoty anvaham edhatī satī
yathā padāṅguṣṭha-viniḥsṛtā sarit

La satisfacción de servir a los pies de loto de Dios, al igual que el agua [del río Gaṅgā] que emana de los pulgares de su pie, limpia de inmediato la impureza acumulada en [la mente de] seres humanos desdichados a lo largo de incontables nacimientos y [su pureza] aumenta día a día.

(*Bhāgavata Purāṇa,* 4.21.31)

sa veda dhātuḥ padavīṁ parasya
duranta-vīryasya rathāṅga-pāṇeḥ
yo 'māyayā santatayānuvṛttyā
bhajeta tat-pāda-saroja-gandham

Solo aquellos que ofrecen servicio sincero, continuo y beneficioso a los fragantes pies de loto del Señor, que sostiene el disco a en su mano [Kṛṣṇa], pueden conocer al creador del universo en la plenitud de su gloria, poder y trascendencia.
(*Bhāgavata Purāṇa,* 1.3.38)

tais tāny aghāni pūyante
tapo-dāna-vratādibhiḥ
nādharmajaṁ tad-dhṛdayaṁ
tad apīśāṅghri-sevayā

Aunque uno puede expiar las reacciones de una vida pecaminosa mediante austeridad, actos de caridad, votos y otros métodos, estas actividades piadosas no permiten desarraigar los deseos materiales del corazón. Sin embargo, el servicio a los pies de loto del Señor hace que uno se vea liberado de inmediato de todas esas impurezas.
(*Bhāgavata Purāṇa,* 6.2.17)

La ejecución de servicio devocional satisface de tal manera al devoto que este solo quiere servir a los pies de loto del Señor, como vemos en el siguiente verso:

dhautātmā puruṣaḥ kṛṣṇa-
pāda-mūlaṁ na muñcati
mukta-sarva-parikleśaḥ
pānthaḥ sva-śaraṇaṁ yathā

> Una vez que su corazón se ha purificado [a través del proceso del servicio devocional], un devoto puro del Señor nunca puede abandonar los pies de loto del Señor, pues estos lo satisfacen plenamente, tal como un viajero se siente contento y despreocupado de llegar a su hogar tras un difícil viaje.
>
> (*Bhagavata Purāṇa*, 2.8.6)

Nos creemos los dueños de nuestros sentidos y los utilizamos en aras de nuestra propia gratificación. Pero el *bhakti-yogī*, al ver que el cuerpo nace, se desarrolla, envejece y finalmente muere, comprende que este no le pertenece y que es solo un préstamo. Por tanto, es capaz de reconocer que Dios es el auténtico dueño de los sentidos y, en consecuencia, pone su cuerpo a la entera disposición del amo. Mediante el servicio devocional, el *bhakta* cobra consciencia de que todas las cosas que cree suyas, incluida su propia vida, no son más que posesiones del Señor. En relación con esta cuestión, tenemos el ejemplo de Mahārāja Ambarīṣa:

sa vai manaḥ kṛṣṇa-padāravindayor
vacāṁsi vaikuṇṭha-guṇānuvarṇane
karau harer mandira-mārjanādiṣu

śrutiṁ cakārācyuta-sat-kathodaye

mukunda-liṅgālaya-darśane dṛśau
tad-bhṛtya-gātra-sparśe 'ṅga-saṅgamam
ghrāṇaṁ ca tat-pāda-saroja-saurabhe
śrīmat-tulasyā rasanāṁ tad-arpite

pādau hareḥ kṣetra-padānusarpaṇe
śiro hṛṣīkeśa-padābhivandane
kāmaṁ ca dāsye na tu kāma-kāmyayā
yathottamaśloka-janāśrayā ratiḥ

Mahārāja Ambarīṣa ocupó su mente siempre en meditar en los pies de loto de Kṛṣṇa; sus palabras, en alabar las glorias del Señor; sus manos, en limpiar el templo del Señor y lugares sagrados; y sus oídos, en escuchar las palabras de Kṛṣṇa o acerca de él. Ocupó sus ojos en observar la deidad Kṛṣṇa, sus templos y los lugares en los que él vivió —como Mathura y Vrindavana—; ocupó su tacto en tocar los cuerpos de los devotos del Señor; su olfato, en oler la fragancia de las hojas de *tulasī* ofrecidas al Señor, y su lengua, en saborear la *prasāda* del Señor. Mahārāja Ambarīṣa ocupó sus piernas en caminar a los lugares sagrados y a los templos del Señor; su cabeza, en postrarse ante el Señor, y sus sentidos y todos sus deseos, en servir al Señor. Mahārāja Ambarīṣa utilizó todas y cada una de las cosas placenteras únicamente al servicio de Dios, libre de todo interés personal por ellas. Su amor apasionado por el Señor fue como el de los grandes devotos que toman refugio absoluto en el Señor.

(*Bhāgavata Purāṇa*, 9.4.18-20)

Sanātana Gosvāmī, el insigne discípulo de Caitanya, ha enumerado en su obra *Hari-bhakti-vilāsa* las cinco actividades principales del servicio devocional a ser seguidas por los devotos *vaiṣṇavas gauḍīya*:

1. Adorar a la deidad.
2. Escuchar el *Bhāgavata Purāṇa*.
3. Asociarse con devotos.
4. Practicar *saṅkīrtana*.
5. Residir en la sagrada ciudad de Mathura.

Además, enumeró una lista de los sesenta y cuatro principios. Los diez principios regulativos principales están destinados a principiantes:

1. Aceptar el refugio de pies de loto de un maestro espiritual cualificado.
2. Recibir iniciación del maestro espiritual y aprender a aceptar servicio devocional de él o ella.
3. Acatar las órdenes del maestro espiritual fiel y devotamente.
4. Seguir los pasos de los grandes *ācāryas* (maestros) bajo la dirección del maestro espiritual.
5. Consultar con el gurú cómo expandir la consciencia divina.

6. Mientras uno practica servicio devocional, estar dispuesto a renunciar a las cosas que le gustan y a aceptar cosas que no desea, solo para la satisfacción de lo divino.
7. Vivir en un lugar sagrado de peregrinación, como Dvārakā o Vrindavana.
8. Aceptar solo lo que sea esencial y lidiar con el mundo material no más de lo necesario.
9. Ayunar en Ekādaśī, el día once de cada quincena.
10. Adorar árboles sagrados, tales como el baniano.

Los diez principios regulativos secundarios ayudan al devoto a lograr el nivel del servicio devocional práctico o *sādhana-bhakti*:

1. Evitar firmemente la asociación con personas que no sean devotos.
2. No instruir a quien no desea servicio devocional.
3. Impedir la construcción de templos o monasterios costosos.
4. No esforzarse por leer muchos libros ni mantenerse de conferencias o recitaciones del *Bhāgavata Puraṇa* o *Bhagavad-gītā*.
5. No descuidar los asuntos ordinarios.
6. Evitar caer en ataques de dolor en tiempos de pérdida o en ataques de alegría en tiempos de ganancia.
7. Respetar a cada manifestación de Dios.
8. Abstenerse de causar problemas innecesarios a cualquier criatura viviente.

9. Evitar cometer ofensas mientras se repite el nombre sagrado de Dios o se adora a la deidad en el templo.
10. No tolerar blasfemia dirigida a la divinidad o a sus devotos.

Cuarenta y cuatro actividades adicionales del servicio devocional:

1. Decorar el cuerpo con *tilaka*, que es el signo de los *vaiṣṇava*s, para permitir a otras personas recordar a Kṛṣṇa inmediatamente al ver estas marcas.
2. Al aplicar *tilaka*, uno puede a veces escribir «*Hare Kṛṣṇa*» en el cuerpo.
3. Aceptar las flores y guirnaldas que han sido ofrecidas a la deidad y el gurú para ponerlas en el propio cuerpo.
4. Aprender a bailar frente a la deidad.
5. Reverenciarse inmediatamente al ver a la deidad o al maestro espiritual.
6. Ponerse de pie al ver un templo del Señor Kṛṣṇa.
7. Cuando un devoto nota que llevan a la deidad a dar un paseo por la calle, inmediatamente unirse a la procesión.
8. Visitar un templo de Viṣṇu al menos una o dos veces al día, por la mañana y por la tarde.
9. Circunvalar el templo por lo menos tres veces.
10. Seguir los principios regulativos de adoración a la deidad en el templo ofreciendo luz y alimentos, decorando la deidad, etc.

11. Ejecutar servicio directo para las deidades.
12. Cantar al Señor.
13. Ejecutar *saṅkīrtana.*
14. Repetir los nombres sagrados del Señor.
15. Orar.
16. Recitar oraciones conocidas.
17. Comer una porción pequeña de comida del plato que fue ofrecido a las deidades.
18. Beber *caraṇāmṛta* o 'el agua que baña los pies de las deidades'.
19. Oler el incienso y las flores ofrecidas a la deidad.
20. Tocar los pies de loto de la deidad.
21. Mirar a la deidad con profunda devoción.
22. Ofrecer luz (*ārati*) en diferentes momentos del día.
23. Escuchar sobre el Señor y los pasatiempos del *Bhāgavata Purāṇa*, el *Bhagavad-gītā* y otros libros devocionales.
24. Orar a la deidad pidiendo misericordia.
25. Recordar a la deidad.
26. Meditar sobre la deidad.
27. Ofrecer servicio voluntario.
28. Considerar al Señor como un amigo.
29. Ofrecer todas las posesiones al Señor.
30. Ofrecer un elemento favorito, como comida o vestimenta.
31. Correr riesgos de todo tipo por el beneficio de Kṛṣṇa y esforzarse por él.
32. En toda circunstancia, ser un alma entregada.
33. Verter agua en el árbol *tulasī.*

34. Escuchar regularmente recitaciones del *Bhāgavata Purāṇa* y literatura similar.
35. Residir en un lugar sagrado como Mathura, Vrindavana o Dvārakā.
36. Ofrecer servicio a otros devotos *vaiṣṇavas*.
37. Organizar el propio servicio devocional según los recursos personales.
38. Organizar servicios especiales en el mes de Kārttika (octubre/noviembre).
39. Llevar a cabo una ceremonia especial en Janmāṣṭamī, el día de la aparición de Kṛṣṇa.
40. Todo lo que se hace por la deidad debe realizarse con sumo cuidado y devoción.
41. Deleitarse en el placer del *Bhāgavata Purāṇa* leyéndolo entre devotos en lugar de entre extraños.
42. Asociarse con devotos más avanzados.
43. Cantar el santo nombre del Señor.
44. Residir en la región de Mathura.

Para el *bhakti-yogī*, el amor a Dios no es teórico sino tangible, y puede ser expresado a través de las acciones y la ayuda al prójimo. El *pāda-sevana* es el fluir del *bhakti* a través del *karma-yoga*; es el amor a Dios, que alcanza a todos a través del servicio. Dado que el servicio representa el aspecto activo del amor, grandes *ācāryas* se han referido a *pāda-sevana* como sinónimo de *bhakti*. De ese modo, han definido el *bhakti-yoga* como servicio devocional, porque el servicio a la humanidad constituye la manifestación práctica del amor a Dios.

En el *Bhakti-rasāmṛta-sindhu* (1.1.12) de Śrīla Rūpa Gosvāmī, encontramos un ejemplo de lo antedicho en el que se saca a colación un verso del famoso *Nārada-pañca-rātra*, también mencionado por Kṛṣṇadāsa Kavirāja Gosvāmī en su obra *Śrī-caitanya-caritāmṛta*:

sarvopādhi-vinirmuktaṁ
tat-paratvena nirmalam
hṛṣīkeṇa hṛṣīkeśa-
sevanaṁ bhaktir ucyate

El bhakti se define como el servicio al Señor, utilizando los sentidos en el servicio del amo de los sentidos. El servicio debe llevarse a cabo renunciando a las ambiciones personales, sin deseos, y con la intención de complacer al Señor.
(*Śrī-caitanya-caritāmṛta*, «*Madhya*», 19.170)

Pāda-sevana encuentra su máxima expresión en Lakṣmī, la diosa de la fortuna, que masajea los pies del Señor Viṣṇu.

śrīr yat padāmbuja-rajaś cakame tulasyā
labdhvā 'pi vakṣasi padaṁ kila bhṛtya-juṣṭam
yasyāḥ sva-vīkṣaṇa utānya-sura-prayāsas
tadvad vayaṁ ca tava pāda-rajaḥ prapannāḥ

La diosa Lakṣmī, cuya mirada buscan los otros dioses con gran esmero, ha alcanzado la posición exclusiva de permanecer siempre en el pecho de su Señor Nārāyaṇa. Aun así, junto con Tulasī Devī y muchos otros sirvientes del Señor, ella desea el polvo de sus pies de loto. Del mismo modo, también nosotros buscamos refugio en el polvo de tus pies de loto.

(*Bhāgavata Purāṇa*, 10.29.37)

Pāda-sevana implica un acercamiento humilde hacia los pies del Señor, comprendiendo que incluso la diosa de la fortuna misma se aproxima a Dios de esta manera. El devoto no suplica al Señor por riquezas, ya que entiende que la fortuna no es para servir al devoto sino al Señor. El poder y las riquezas están destinados para el servicio al Señor ya que son la materialización de Lakṣmī Devī, la devota amorosa del Señor.

yady apy asau pārśva-gato raho-gatas
tathāpi tasyāghri-yugaṁ navaṁ navam
pade pade kā virameta tat-padāc
calāpi yac chrīr na jahāti karhicit

Aunque el Señor Śrī Kṛṣṇa estaba constantemente a su lado, así también exclusivamente solo, sus pies les parecían más y más nuevos. La diosa de la fortuna, a pesar de su naturaleza inquieta y movediza, no podía alejarse de los pies del Señor. Por lo tanto, ¿qué mujer puede separarse de esos pies, después de haber tomado refugio de ellos?

(*Bhāgavata Purāṇa*, 1.11.33)

La mayoría de los seres humanos han experimentado la naturaleza inquieta de Lakṣmī, la diosa de la fortuna. Nadie ha logrado controlarla a pesar de que muchos lo han intentado toda su vida. Hay quienes se preguntan por qué Lakṣmī no muestra su generosidad hacia devotos que oran al Señor mediante beneficios materiales. La respuesta es que el devoto sincero jamás utiliza sus momentos de íntima asociación con el Señor para solicitar beneficios económicos.

La devoción auténtica se puede manifestar cuando nuestras peticiones no son correspondidas y nuestros ruegos por bienes materiales no son respondidos. La verdadera devoción se expresa cuando a pesar de nuestra pobreza y calamidades, continuamos refugiándonos a los pies de Dios.

La tradición en India, incluso en nuestros días, es que los niños deben tocar los pies de sus padres y sus mayores en señal de respeto. El relacionarse con los pies de alguien es un signo de profunda humildad. Mientras que tocar los pies de una persona común no siempre es agradable, solo pensar acerca de los pies de loto del Señor inspira y llena de amor el corazón de sus devotos. Los habitantes de Vrindavana se llenaban de éxtasis al ver las huellas dejadas por los pies del Señor. Sus pies son descritos con sumo detalle por las sagradas escrituras. El *Bhāgavata Purāṇa* dice:

samāśritā ye pada-pallava-plavaṁ
mahat-padaṁ puṇya-yaśo murāreḥ
bhavāmbudhir vatsa-padaṁ paraṁ padaṁ
padaṁ padaṁ yad vipadāṁ na teṣām

> Para quienes han aceptado el bote de los pies de loto del Señor, que es el refugio de la manifestación cósmica y es conocido como Murāri (el enemigo del demonio Mura), el océano del mundo material es como el agua contenida en la huella de una pezuña de ternero. Su meta es *paraṁ padam*, Vaikuṇṭha, el lugar donde no hay miserias materiales, no el lugar donde hay peligro a cada paso.
>
> (*Bhāgavata Purāṇa,* 10.14.58)

Servir al prójimo equivale a servir a Dios porque, tal como señala el *Bhagavad-gītā,* somos una manifestación divina:

mamaivāṁśo jīva-loke
jīva-bhūtaḥ sanātanaḥ
manaḥ-ṣaṣṭhānīndriyāṇi
prakṛti-sthāni karṣati

> Una eterna parte de mí mismo, habiéndose vuelto un ser individual en el mundo de los seres vivientes, ha atraído hacia sí los cinco sentidos que habitan en la naturaleza, junto con el sexto que es la mente.
>
> (*Bhagavad-gītā,* 15.7)

Así lo expresó también Śrī Rāmakṛṣṇa Paramahaṁsa: «Dios está en todas partes, pero alcanza su máxima manifestación en el ser humano. Por lo tanto, sirve al ser humano como a Dios, ya que es tan beneficioso como adorar a Dios».

Nuestros esfuerzos por ayudar al necesitado deben manifestarse como una ofrenda de devoción al Señor, tal como menciona Kṛṣṇa:

yat karoṣi yad aśnāsi
yaj juhoṣi dadāsi yat
yat tapasyasi kaunteya
tat kuruṣva mad-arpaṇam

> Todo lo que hagas, lo que comas, lo que ofrezcas o entregues, así como las prácticas austeras que ejecutes, ¡oh, hijo de Kuntī!, hazlo como una ofrenda a mí.
>
> (*Bhagavad-gītā*, 9.27)

Sin embargo, si deseamos servir a la humanidad, antes será imprescindible saber qué puede beneficiarla realmente. A lo largo de la historia, dictadores y tiranos han asesinado a millones de personas creyendo prestar un gran servicio a los seres humanos. Ha habido terroristas que han atacado a gente inocente, convencidos de que su sacrificio era un servicio prestado a su causa. Del mismo modo, podemos llevarle dulces a una persona pobre creyendo que es un acto de caridad, pero si es diabética, en realidad la estaremos perjudicando. En consecuencia, así como nuestra ayuda a un enfermo solo se debe impartir de acuerdo con las instrucciones de su médico, nuestro servicio devocional únicamente puede ser ejecutado bajo la guía de un maestro espiritual y según las escrituras sagradas.

Los sagrados pies de Dios son, de hecho, la humanidad entera sin diferencia de castas, razas, sexo o religión. Por lo tanto, *pāda-sevana* consiste en esforzarse por el bienestar de todos y sacrificarse por su felicidad. Dejemos de vivir egoístamente, ocupados tan solo en lo que podemos recibir del prójimo, cultivemos *pāda-sevana* y contribuyamos, aunque sea mínimamente, a la felicidad de los demás.

Arcana o 'adoración'

Arcana se refiere a la adoración a Dios y consiste en las expresiones de reverencia y devoción del *upāsaka* o 'devoto adorador' hacia una deidad a través de diferentes ceremonias. Rūpa Gosvāmī define *arcana*:

śuddhi-nyāsādi-purvāṅga-
karma-nirvāha-pūrvakam
arcanaṁ tūpacārāṇāṁ
syān mantreṇopapādanam

> *Arcana* se define como la ofrenda de artículos de adoración (*upacāras*), acompañada de mantras, tras haber ejecutado las actividades preliminares de purificación (*pūrvāṅga-karmas*), como *bhūta-śuddhi* y *nyāsas*.
>
> (*Bhakti-rasāmṛta-sindhu*, 1.2.137)

Debido a su efecto purificador, *arcana* contribuye a que el ser humano viva en paz y armonía con la naturaleza, con sus semejantes y consigo mismo. Tal como menciona este verso:

bhrātṛvyam enaṁ tad adabhra-vīryaṁ
upekṣayādhyedhitam apramattaḥ
guror hareś caraṇopāsanāstro
jahi vyalīkaṁ svayam ātma-moṣam

Esta mente incontrolada es el mayor enemigo de la entidad viviente. Si uno la ignora o le da una oportunidad, crecerá cada vez más potente y triunfará. Aunque no es factual, es muy potente y oculta la posición constitucional del alma. ¡Oh, Rey!, por favor, intente conquistar esta mente con el arma de la adoración de los pies de loto del maestro espiritual y la divinidad. Hágalo con mucho cuidado.

(*Bhāgavata Purāṇa*, 5.11.17)

El *Bhāgavata Purāṇa* también indica:

yāvad avabhāsayati sura-girim anuparikrāman
bhagavān ādityo vasudhā-talam ardhenaiva
pratapaty ardhenāvacchādayati tadā hi bhagavad-
upāsanopacitāti-puruṣa-prabhāvas tad anabhinandan
samajavena rathena jyotirmayena rajanīm api
dinaṁ kariṣyāmīti sapta-kṛtvas taraṇim
anuparyakrāmad dvitīya iva pataṅgaḥ

> El Rey Priyavrata, a pesar de gobernar el universo de manera excelente, en una oportunidad se sintió insatisfecho por la circunvalación del poderoso dios sol. Al rodear el Monte Sumeru en su carroza, el dios sol ilumina todos los sistemas planetarios de alrededor. Sin embargo, cuando el sol está en el lado norte de la colina, el lado sur recibe menos luz, y cuando el sol está en el sur, el lado norte recibe menos luz. Al Rey Priyavrata le disgustaba esta situación y, por lo tanto, decidió iluminar la parte del universo donde era de noche. Siguió la órbita del dios sol en una carroza brillante y así cumplió su deseo. Pudo ejecutar tales actividades maravillosas debido a la energía que había obtenido por adorar a la divinidad.
>
> (*Bhāgavata Purāṇa*, 5.1.30)

Cada religión posee sus propias ceremonias, peregrinajes y festividades, así como rituales para los diferentes acontecimientos de la vida (nacimiento, casamiento, etc.). Los sabios devotos védicos nos legaron rituales de gran colorido para el beneficio de la humanidad. Miles de años antes de que los rituales de cualquier otra religión se ejecutaran, estas ceremonias del *sanātana-dharma* ya se enseñaban y practicaban en la India.

Los hindúes que residen en países occidentales hacen grandes esfuerzos por mantener su religión. Lamentablemente, en nuestros días de exagerado materialismo, la nueva generación tiende a alejarse de sus raíces espirituales y desconoce los profundos misterios que encierran las ceremonias ancestrales y sus aspectos esotéricos. Es nuestro deber tratar de mantener encendida la llama de esta grandiosa sabiduría.

La *pūjā* y *arcana*

La *pūjā* es la ceremonia de adoración a Dios según la religión *sanātana-dharma*. La palabra *pūjā* deriva de la raíz sánscrita *pūj*, cuyo significado es 'adorar, honrar o reverenciar'. La *pūjā* puede ser un ritual de gratitud o de glorificación de la deidad (*mūrti*), del maestro espiritual, de grandes personalidades o de visitas importantes.

Tanto *pūjā* como *arcana* se refieren a la adoración de la deidad. Sin embargo, la primera es una ceremonia más formal y la segunda se efectúa en general por peregrinos en sus visitas a templos. La *pūjā* se refiere al culto diario, el cual incluye las dieciséis ofrendas que se explicarán más adelante, mientras que *arcana* es una ceremonia que efectúa el *pūjaka* o 'sacerdote' a petición de los devotos que visitan al templo y traen sus ofrendas; el *pūjaka* las consagra con su debida ceremonia a la deidad, y al final se las devuelve como la bendición de Dios o *prasāda*.

La *pūjā* se describe en las escrituras de dos maneras: la adoración a la imagen de la deidad (*mūrti-pūjā*), recomendada en los textos tántricos, y el culto a la forma abstracta de la divinidad (*nirguṇa-pūjā*), mencionada con frecuencia en la literatura védica. Aunque los Vedas describen principalmente la adoración y las oblaciones a la deidad abstracta, también mencionan de manera indirecta la adoración de la deidad que reside en la representación física de la forma.

catvāri śṛṅgā trayo asya pādā dve śīrṣe sapta hastā so asya

> Tiene cuatro cuernos, tres pies, dos cabezas y siete manos.
>
> (*Ṛg Veda*, 4.58.3)

ehy aśmānam ātiṣṭhāśmā bhavatu te tanūḥ

> [¡Oh, Señor!] Por favor, reside en [esta deidad de] piedra. Haz de esta [deidad de] piedra tu propio cuerpo.
>
> (*Atharva Veda*, 2.13.4)

En etapas más avanzadas, *arcana* puede ejecutarse como *mānasa-pūjā*, que consiste en la adoración mental efectuada sin ningún ritual ni objeto externo. En este caso, el devoto visualiza dentro de sí toda la ceremonia, ofreciendo asiento al Señor en el altar de su corazón. Este tipo de ritual solo es factible para quienes hayan realizado *pūjā* durante varios años y estén familiarizados con el orden de las ofrendas. Se puede combinar también la *mūrti-pūjā* con la *mānasa-pūjā*, otorgando las ofrendas con nuestro cuerpo así como con nuestra mente.

Los *dharma-śāstras* o 'tratados sobre el deber' también recomiendan expresamente la *pūjā*. El rico y variado aspecto de adoración a la deidad del *bhakti-yoga* forma parte integral de la religión *sanātana-dharma*.

Aspectos y componentes de la adoración

De acuerdo con el *Pañca-rātras,* la adoración completa de la deidad debe incluir los siguientes cinco aspectos (*pañcāṅga-pūjā*):

1. *Abhigamana* o 'acercarse al templo': Se refiere a prepararse para la adoración. Incluye bañarse y asearse debidamente, vestir ropa limpia y adecuada y adornar el cuerpo con *tilaka.* Asimismo, está relacionado con la limpieza y decoración del templo.
2. *Upādāna* o 'reunir artículos para la adoración': Incluye recolectar flores frescas, preparar alimentos sabrosos y seleccionar los utensilios adecuados, así como la recaudación de fondos para la manutención del templo, sin los cuales la *pūjā* a la deidad sería imposible.
3. Yoga o 'situarse en la propia identidad': Yoga, en este contexto, se refiere a la repetición de mantras con una *mala* y a la meditación o *dhyāna*. *Mānasa-pūjā* también se considera yoga.
4. *Ijyā* o 'la adoración del Señor': Se refiere al ofrecimiento de los diferentes *upacāras* u 'ofrendas'.
5. *Svādhyāya* o 'estudio de las sagradas escrituras': Se trata del estudio de los *śāstras*. En la adoración de la *mūrti* es muy importante entender con profundidad los rituales para que la ignorancia no transforme la espiritualidad en una superstición.

Por su parte, los dieciséis componentes fundamentales de la forma básica de adoración o *ṣoḍaśopacāra-pūjā* son los siguientes:

1. *Āvāhana* o 'invocación, invitación': Se lleva a cabo recitando los mantras correspondientes al aspecto determinado de Dios que adoremos. De acuerdo con su significado último, consiste en despertar a la divinidad que reside en lo profundo de uno mismo.
2. *Āsana* o 'asiento': Se refiere a dar la bienvenida a Dios y ofrecerle que entre y tome asiento en la deidad a la que ofrecemos nuestra ceremonia. En su significado más profundo, simboliza el ofrecimiento de nuestro propio corazón como asiento al Señor.
3. *Pādya* o 'lavado de los pies' de la *mūrti* con agua: El agua representa las lágrimas de éxtasis que el devoto puro derrama al escuchar el sagrado nombre de Dios. *Pādya* es lavar los pies de loto del Señor con el agua de nuestra devoción.
4. *Arghya* o la ofrenda de 'agua a las manos' del Señor: Es el símbolo de nuestra entrega a las manos de Dios.
5. *Ācamana* o la ofrenda de 'un sorbo de agua' a la deidad: Es la ofrenda de nuestra devoción sincera al Señor.
6. *Snāna* o 'baño' ceremonial de la *mūrti*: El significado más profundo del acto de bañar a la deidad está relacionado con nuestra propia limpieza y purificación. Al limpiarnos de todo

lo terrenal y mundano que hay en nosotros, se revela nuestra naturaleza divina.

7. *Vastra* o 'vestimentas': Consiste en la ofrenda de limpias y bellas vestimentas al Señor.
8. *Upavīta* o 'cordón sagrado': Se refiere a la ofrenda del cordón sagrado.
9. *Vilepana* o 'untado': Consiste en untar la deidad con cúrcuma o pasta de sándalo.
10. *Puṣpāñjali* o 'dos manojos de flores': El ofrecimiento de flores y guirnaldas.
11. *Dhūpa* o 'incienso': El incienso simboliza la fragancia que emana de nuestro ego cuando se quema en ofrenda al Señor.
12. *Dīpa* o 'lámpara': La ofrenda de una lámpara encendida con ghi (mantequilla clarificada), que es uno de los símbolos más sagrados de la religión *sanātana-dharma.*
13. *Naivideya* u 'ofrecimiento de alimentos': Es la ofrenda a la deidad de deliciosos alimentos y dulces.
14. *Nīrājana* u ofrecimiento de una lámpara de alcanfor encendida mientras se realizan con ella movimientos circulares frente a la *mūrti.*
15. *Mantra-puṣpa*: Todos los devotos presentes y los participantes ofrecen arroz coloreado y sin cocinar, cúrcuma rojo y flores, y entonan mantras védicos.
16. *Pradakṣiṇa-namaskāra* o 'circunvalación y reverencias': Se refiere a girar alrededor de la deidad y ofrecer respetuosas reverencias.

Antes de iniciar la *pūjā* en el templo, es recomendable meditar durante treinta minutos (*dhyāna*). De acuerdo con la tradición, uno debe abstenerse de alimentos por lo menos dos horas antes de la *pūjā*. El *pūjāka* se baña y se viste con ropas limpias para presentarse ante la divinidad. El rito comienza ofreciendo reverencias con respeto y humildad al gurú, luego a los *ācāryas* previos de la línea de sucesión discipular y finalmente a Dios. Se establece este orden porque, desde el punto de vista del devoto, gracias a la misericordia del gurú nos acercamos a Dios. Después se glorifica a todos ellos con himnos y mantras auspiciosos.

Sigue la invocación (*āvāhana*), a través de los mantras correspondientes, del aspecto de la divinidad que adoramos. Luego se ofrece *āsana* a la deidad (lugar de asiento), seguido por *pādya* (lavado de pies), *arghya* (lavado de manos), *ācamana* (sorbo de agua), *mukhe* (lavado de cara) y, al final, se le da un *snāna* (baño a la deidad).

A continuación, se la viste (*vastra*) y se le ofrece el hilo sagrado (*upavīta*) si es masculina, y un chal, si es femenina. Luego, dependiendo de la deidad, se unta (*vilepana*) con cúrcuma, pasta de sándalo, etc. Entonces se procede a la decoración de la *mūrti* con joyas y guirnaldas de flores (*puṣpāñjali*). Después se recitan los 108 nombres de la deidad y se ofrece incienso (*dhūpa*) y una llama (*dīpa*). A continuación, se le ofrece *naivideya* (sabrosos alimentos y dulces preparados especialmente para la divinidad). Por último, los *bhaktas* se purifican consumiendo con profunda reverencia los restos de la ofrenda denominada *prasāda* (remanentes santos del Señor). Entonces, se lavan las manos, los pies y la cara de la deidad y se le ofrece *tāmbūla* o 'mezcla de nuez de betel y hojas' para refrescarse. Seguidamente, se ofrece una lámpara de alcanfor (*nīrājana*), y todos los presentes ofrendan arroz y flores (*mantra-puṣpa*), y circunvalan la deidad (*pradakṣiṇa*). Finalmente, los *bhaktas* ofrecen reverencias (*namaskāra*) y piden perdón por cualquier ofensa cometida.

Adoración en el hogar

La *pūjā* puede efectuarse tanto en el templo (*mandira*) como en el hogar. Saber realizar el *arcana* védico con precisión o ser un experto *pūjaka* puede llevar muchos años de intensos estudios, porque es necesario conocer los mantras específicos para cada fase de los distintos rituales y dominar las estrictas reglas. Pero la adoración a la deidad en el hogar, junto a la familia y los amigos, puede ser menos exigente que en el *mandira,* aunque no por ello menos extática.

ayaṁ svasty-ayanaḥ panthā
dvi-jāter gṛha-medhinaḥ
yac chraddhayāpta-vittena
śuklenejyeta pūruṣaḥ

> La vía más propicia para los dueños de casa de la casta de los nacidos-dos-veces es el culto al Señor mediante sacrificios, utilizando la riqueza ganada honradamente.
>
> (*Bhāgavata Purāṇa,* 10.84.37)

Es muy recomendable dedicar una habitación de la casa exclusivamente para las actividades espirituales. Decorar dicho cuarto con cuadros del maestro espiritual, así como de diferentes sabios y santos hindúes, creará un ambiente meditativo e inspirador. Ese lugar, además de servir para la meditación, las *pūjā*s y la oración, irradiará vibraciones positivas hacia todo el hogar y los miembros de la familia.

La *mūrti*

La *mūrti* es la imagen que representa uno de los aspectos, encarnaciones o manifestaciones de Dios, de manera concreta en el plano físico. La palabra *mūrti* significa 'manifestación' y se refiere a aquello que adopta una determinada forma. La *mūrti* ofrece un punto específico en el que depositar la atención, propicia la plegaria y la meditación, y canaliza el amor hacia lo divino.

Se considera que el *mūrti-śilpa-śāstra* o 'arte iconográfico védico' es sagrado. Para elaborar una *mūrti*, no basta con ser un habilidoso escultor o un gran artista, sino que también se debe vivir una vida pura y religiosa. Además, solo puede confeccionar una *mūrti* aquel que cuenta con la autoridad espiritual recibida de un gurú dentro de una línea de sucesión discipular perteneciente al *mūrti-śilpa-śāstra*.

La labor del *śilpī* o 'escultor védico' es dificultosa, puesto que carece de un modelo visual de lo que desea esculpir. Más aún, la *mūrti* no es una creación artística caprichosa, producto de su creatividad, sino que se basa en un *dhyāna-śloka,* que es un 'verso meditativo' de las sagradas escrituras que describe la manifestación de la divinidad que se desea esculpir. El *śilpī* medita en los *dhyāna-śloka* y ora a Dios por que acepte revelarse en el aspecto deseado.

La *mūrti* se confecciona con diferentes materiales, que se describen en las escrituras *śilpa-śāstras*. Tradicionalmente, en el norte de la India usan mármol blanco, mientras que en el sur utilizan granito negro, y a veces ciertos metales, como el bronce. Además, se confeccionan *mūrtis* de *pañca-loha,* una mezcla proporcional de cinco metales: oro, plata, bronce, cobre y hierro; representan la armonía entre los cinco elementos: aire, agua, fuego, tierra y éter. Las *mūrtis* de madera son poco comunes y solo se encuentran en dos templos de la India: Trivikrama, en Tirukkoilur, y el famoso templo del Señor Jagannātha, en Purī.

Las *mūrtis* que están en los templos de manera permanente reciben el nombre de *acala* (inamovibles) o, en tamil, *dhruva-bera* (imagen inamovible), y están hechas, por lo general, de granito o mármol. Las *acala-mūrtis* pueden ser de tres clases: *sthānaka* o 'parada', *āsīna* o 'sentada' y *śayāna* o 'reclinada'. También se dividen, de acuerdo con sus actitudes, en *ugra* o 'feroz' —como Kālī o Nṛsiṁhadeva— y en *śānta* o 'serena' —como Sus Señorías Rādha-śyāma, Hanuman o el Señor Gaṇeśa—.

Para que sea apta para la adoración, la *mūrti* debe instalarse previamente a través de la *prāṇa-pratiṣṭhā* o la ceremonia de 'impartición de vida', y una vez instalada debe ser tratada con sumo respeto.

Los jóvenes canalizan sus sentimientos hacia cantantes y atletas famosos: para sentirse inspirados por sus ideales, adornan sus cuartos con fotografías y pósters de dichas celebridades. De manera similar, a través de las deidades, los devotos reciben inspiración espiritual, así como un canal que les permite integrar sus emociones. La adoración de la *mūrti* consiste en la metodología práctica de invocar lo sagrado mediante una imagen determinada. No se adora a la piedra, el mármol o la imagen en sí, sino a Dios a través de dicha imagen; *mūrti-pūjā* no es idolatría porque, en última instancia, es la adoración de Dios.

La actitud del *bhakti-yogī*

La calidad de la *pūjā* no viene determinada por las ofrendas, sino por nuestro amor al consagrarlas. Si carece de devoción, todo culto corre el riesgo de perder su valor religioso y espiritual para reducirse a una costumbre social.

El Señor Kṛṣṇa declara:

patraṁ puṣpaṁ phalaṁ toyaṁ
yo me bhaktyā prayacchati
tad ahaṁ bhakty-upahṛtam
aśnāmi prayatātmanaḥ

Si alguien me ofrece con amor y devoción una hoja, una flor, una fruta o agua, yo lo aceptaré.
(*Bhagavad-gītā*, 9.26)

En este verso, Kṛṣṇa no nos pide dinero, joyas, piedras preciosas u objetos de gran valor. Por el contrario, asegura que va a aceptar ofrendas muy simples si van acompañadas de sincera devoción, porque el único requisito es el amor.

El espíritu de *arcana* no aspira a manipular la voluntad divina ni trata de obtener ganancias o beneficios personales: tan solo busca expresar amor y devoción a Dios. Por consiguiente, debemos evitar transformar las ceremonias religiosas en un tipo de negocio espiritual. Pedir beneficios personales e incluso celestiales es una actitud de principiantes en el sendero espiritual. Tratar de hacer trueques con el Cielo constituye una degeneración de la naturaleza de *arcana*. El *bhakta* inmaduro que escoge la comodidad se estancará en este proceso y no podrá alcanzar los niveles más abstractos y sutiles hacia los que aspira el *bhakti*. Así lo afirma Gauḍapāda:

upāsānā-śrito dharmo
jāte brahmaṇi vartate
prāg-utpatter ajaṁ sarvaṁ
tenāsau kṛpaṇaḥ smṛtaḥ

Aquel que se dedica a las prácticas devocionales (*upāsānā*), mientras subsiste en el Brahman manifiesto [condicionado] es considerado lastimoso [debido a que piensa que] antes del nacimiento [o de la creación] todo era de la misma naturaleza del Brahman innato [es decir, él cree que el nacimiento realmente ocurrió y que, en consecuencia, Brahman se volvió condicionado].

(*Māṇḍūkya-kārikā*, 3.1)

Ante lo cual Śaṅkarācārya expone lo siguiente:

> *Upāsanāśritaḥ* se refiere al adorador que recurre a prácticas devocionales de *upāsanā* (como la adoración y la meditación), como un medio para su propia liberación, bajo la creencia de que «Yo soy un adorador, y Brahman ha de ser adorado por mí. Aunque yo ahora subsisto como *jāte brahmaṇi* —es decir, en el condicionado Brahman— a través de mi devoción por él, después de abandonar mi cuerpo, alcanzaré *ajaṁ brahma*, el Brahman incondicional. *Prāg-utpatter ajaṁ sarvam,* antes de la creación, todo esto, incluido yo mismo, solo estaba el Brahman innato. A través de mis ejercicios devocionales, voy a recuperar lo que esencialmente fui antes de nacer: *prāg-utpatteḥ*. Sin embargo, después de haber nacido, ahora subsisto en el Brahman condicionado: *jāte brahmaṇi*». El *dharmaḥ*, el aspirante o *upāsanāśritaḥ*, se dedica a esos ejercicios devocionales debido a que él es consciente del Brahman limitado por el tiempo (*tena*). Por esa misma razón (*asau*), ese hombre (*smṛtaḥ*) es considerado *kṛpaṇaḥ* o 'lamentable, estrecho' por quienes han contemplado al eterno e innato Brahman, esta es la idea. Y eso está en consonancia con el siguiente texto del *upaniṣad* de la sección «*talava-kāra*» del *Sama Veda*: «Lo que no se pronuncia por el habla, aquello por lo cual el habla se manifiesta, sabe que solo Eso es Brahman, y no lo que la gente adora como un objeto».
>
> (*Kena Upaniṣad,* 1.5)

Según lo antedicho, la práctica de *arcana* no es tratar de influir en la voluntad divina con una actitud manipuladora, sino que consiste en dirigirse hacia lo transcendental y concentrarse en cómo cambia la percepción del adorador.

Creer que el *bhakta* se relaciona con una estatua de mármol o de bronce es como pensar que una persona que habla por teléfono conversa con el aparato de plástico. Al igual que utilizamos el teléfono como un medio para comunicarnos, la deidad es solo un canal para nuestra devoción hacia Dios. De la misma manera, cuando besamos una carta recibida de un ser querido, no expresamos amor por el papel o la tinta, sino por la persona que envió la misiva. A pesar de que el devoto no limita o reduce a Dios a la deidad adorada en el templo, la acepta conscientemente como un instrumento sagrado y como un medio para alcanzar la trascendencia.

Aunque hay quienes argumentan que limitar el contacto con Dios a una deidad ubicada en un lugar determinado contradice la naturaleza omnipresente de la divinidad, eso es tan ridículo como decir que, si saludamos a una persona con un apretón de manos, creeremos que la persona es solo una mano. Así como al estrechar una mano establecemos comunicación con toda la persona, en la adoración de la deidad expresamos nuestros sentimientos devocionales contactando tan solo con una parte que representa el Todo. El Señor es omnipresente; su divina presencia se encuentra en todo lugar y trasciende el espacio. Pero los sabios de la Antigüedad nos enseñaron que la deidad es la misericordiosa mano extendida de Dios. Simplemente tocándola, el *bhakta* establece íntima comunión con él.

Dios está presente en todo lugar del universo y todo aquel que lo experimenta no precisa imágenes, esculturas ni ningún otro estímulo externo. Sin embargo, quienes aún no están capacitados para tal nivel de consciencia deben aceptar con honestidad y franqueza el beneficio de adorar a la *mūrti* como ayuda para evocar la presencia del Cielo en sus corazones.

Creyendo ser entidades separadas, nos esforzamos por descubrir lo absoluto en la plataforma dual. Dios es nuestra «objetualización» de Brahman. *Arcana* nace al tratar de relacionarnos con nuestra verdadera naturaleza como si se tratara de un objeto.

La *pūjā* es una poderosa meditación en la que, partiendo del mundo de los nombres y las formas, nos aproximamos tanto al maestro espiritual como a Dios. Se trata de un esfuerzo por comunicarnos con el mundo espiritual desde el plano físico, un intento de contactar con lo trascendental desde lo relativo, con lo absoluto desde lo dual.

Cuando meditamos con los ojos cerrados, vamos en pos de la divinidad en lo más profundo de nosotros mismos, pero la *pūjā* nos recuerda que Dios yace también en lo exterior, y que conceptos como «dentro» y «fuera» son solo puntos de referencia ilusorios a partir de los cuales creamos direcciones imaginarias. La adoración de Dios en horas y días específicos, entre las paredes del templo, corresponde solo a las etapas básicas de *arcana*. A la postre, el devoto alcanza el más elevado nivel de *arcana*, que es ofrecerse a sí mismo y ofrecer su vida como sacrificio en el altar de su corazón.

Si este mundo ha dejado de parecernos un templo sagrado es porque hace ya mucho que lo hemos incorporado a lo conocido. Viviendo desde nuestro pasado, convertimos la vida en un hábito y hacemos de nuestra existencia una rutina. Hace ya demasiado tiempo que hemos dejado de conmovernos ante el milagro de la existencia. ¿Cómo pretendemos adorar a Dios si no nos emocionamos con el florecer de la primavera? ¿Cómo anhelamos venerar al Señor si no nos maravillamos al observar el cielo estrellado?

Los libros religiosos pueden explicarnos el modo de postrarnos frente a un altar de acuerdo con el protocolo de la religión. Sin embargo, los niveles más avanzados de *arcana* se alcanzan frente al mar, en una tarde de verano, o en el bosque, en una mañana otoñal. Solo la luna llena reflejada en un lago puede enseñar al corazón a postrarse ante el creador; nada como la majestuosidad de un atardecer en el desierto puede inspirar al alma a ofrecer sus más humildes y respetuosas reverencias a Dios.

Gracias a *arcana*, nuestra vida se transforma en una sucesión ininterrumpida de momentos de adoración a Dios. Solo entonces actuaremos recíprocamente con la vida ofreciéndole lo mejor que ella nos ha dado: el colorido de las flores, la claridad de la luz, el encanto de las melodías, las vibraciones de los himnos, el perfume del incienso y la frescura del agua. Al esforzarnos cada instante en ofrecer lo mejor de nosotros mismos, nuestra vida entera se transformará en una *pūjā* en este gran templo que es el universo.

Vandana o 'reverencia o plegaria'

Vandana se refiere a las postraciones, reverencias y oraciones ofrecidas a Dios. Cuando rezamos, invocamos la ayuda divina de Īśvara —el controlador supremo—, sin cuyo apoyo nunca tendremos éxito por muchos esfuerzos que hagamos. Solo podemos exaltar la grandeza de Dios y suplicar su protección cuando reconocemos nuestras limitaciones y aceptamos nuestra pequeñez.

Dios es imparcial y, en consecuencia, permite que su gracia descienda como la lluvia indistintamente sobre todos los seres. En ese sentido, orar es como cerrar el paraguas para permitir que sus bendiciones nos empapen. El sol, al igual que la gracia divina, sale para alumbrar a todos. Cuando rezamos nos exponemos al calor y a la luz de los rayos de Dios y abrimos nuestro corazón a su benevolencia.

Tipos de plegaria

Vandana se refiere, en general, a las ofrendas en forma de oraciones. Puede dividirse en tres expresiones: (1) mediante el cuerpo (*kāyika*), (2) mediante el discurso (*vācika*) y (3) mediante la oración mental (*mānasika*) que se refiere a la actitud.

La *kāyika-vandana* o 'plegaria corporal' consiste en postrarse frente a la deidad o ante el maestro espiritual. Las reverencias que ofrece el devoto constituyen expresiones externas de la devoción que experimenta en su corazón. El *bhakta* absorbe la energía espiritual que emanan los pies de la deidad o del gurú cuando se postra ante ellos y demuestra su respeto, entrega y sumisión.

En la medida en que el devoto madura, estos nobles sentimientos van ampliándose hasta llegar a incluir a todos los seres. El *bhakti-yogī* sabe reconocer a su único amado, su Señor, tras esta realidad compuesta de formas y nombres. Al percibir la unidad que subyace a la diversidad, el devoto se libera de cualquier rastro de racismo o sectarismo; su espíritu libre se refleja en su trato con los demás, tal como Kṛṣṇa explica a Uddhava:

visṛjya smayamānān svān
dṛśaṁ vrīḍāṁ ca daihikīm
praṇamed daṇḍavad bhūmāv
ā śva-cāṇḍāla-go-kharam

> Ignorando las burlas de nuestros acompañantes, uno debe renunciar a la concepción corporal de la vida y de sus correspondientes vergüenzas y ofrecer reverencias a todos los seres vivos, incluidos caballos, vacas, burros e intocables, postrándose ante ellos como una vara caída en el suelo.
>
> (*Uddhava-gītā*, *Bhāgavata Purāṇa,* 11.29.16)

Gran parte de la sabiduría que encontramos en las sagradas escrituras se compuso en forma de plegarias. La *vācika-vandana* o 'plegaria verbal' consiste en la repetición de oraciones creadas por los *ācāryas* del pasado.

A muchas personas les cuesta conectarse con este tipo de plegaria porque su actitud y sus emociones no siempre están en armonía con las palabras que pronuncian. Pero, justamente, el gran beneficio de *vācika-vandana* reside en que nos sintoniza con la experiencia espiritual de los *ṛṣis* que las compusieron. Podríamos decir que, mientras no estemos seguros de lo que es apropiado comunicar a Dios, lo mejor será repetir las palabras de aquellos que sí han sabido cómo expresarse frente a él.

El tercer tipo de oración es *mānasika-vandana* o 'plegaria mental'. El maestro y el Señor aceptarán nuestra *vandana* siempre y cuando vaya acompañada de la actitud interior correcta. Para acceder a este tipo de plegaria se requieren elevadas aptitudes, como limpieza mental y pureza interior. Los pensamientos relacionados con los pasatiempos del Señor o con nuestro maestro espiritual también pueden ir purificando, poco a poco, nuestro mundo interior.

Tipos de adoradores y oraciones

Kṛṣṇa declara:

catur-vidhā bajante māṁ
janāḥ sukṛtino 'rjuna
ārto jijñāsur arthārthī
jñānī ca bharatarṣabha

> ¡Oh, tú, el mejor de los *bhāratas*! Cuatro clases de hombres piadosos me adoran: el afligido (*ārta*), el que desea riquezas (*arthārthin*), el buscador de la Verdad (*jijñāsu*) y aquel que ha experimentado la Verdad (*jñānī*).
>
> (*Bhagavad-gītā*, 7.16)

Así pues, cuatro tipos de devotos rezan a Dios: el *ārta*, el *arthārthī*, el *jijñāsu* y el *jñānī*. Todos ellos reconocen y adoran a Dios, pero la diferencia reside en sus actitudes. Cada tipo de devoto refleja su grado de desarrollo y su madurez en la plegaria.

1) ***Ārta-bhakta*:** *Ārti* es un término sánscrito que significa 'tristeza, pena, enfermedad'. *Ārta* es aquel que sufre a causa de un robo, una enfermedad, una tragedia o el ataque de un tigre. El *ārta-bhakta* está desesperado; sintiéndose desprotegido, clama implorando la ayuda del Señor. Este tipo de devoto es considerado tamásico y su oración constituye un clamor en pos de seguridad y refugio en condiciones de impotencia. En general, se trata de una plegaria motivada por problemas de salud o por necesidades inmediatas. A veces, ciertas circunstancias de extrema dificultad nos hacen sentir indefensos y desamparados. En esos momentos se manifiesta la plegaria del *ārta-bhakta*, que es el llanto procedente de un corazón desesperado.

2) ***Arthārthi-bhakta*:** *Artha* en sánscrito quiere decir 'lo deseado' y se refiere específicamente a la riqueza, el poder o la progenie. Esta clase de devoto acude al Señor supremo en busca de familia, riquezas y fama. El *arthārthi-bhakta* es rajásico y cuando reza, solicita conocimiento, posición, riquezas, poder, honor o fama; así los hombres de negocios que piden ayuda a Dios en sus empresas.

Las plegarias del *ārta* y el *arthārthī* son las más corrientes en nuestros días. Aunque ambos sean mundanos, cuando afrontan una adversidad, recurren a Īśvara por asistencia y consuelo. En cualquier caso, poseen la cualidad de devotos, puesto que depositan la confianza en el Ser supremo y no en sus propias habilidades.

3) ***Jijñāsu-bhakta*:** La palabra *jijñāsu* en sánscrito significa 'aquel que está deseoso de conocimiento o sabiduría'. En este caso, el devoto no se ve atraído por aquello que la sociedad considera exitoso, sino que siente la necesidad de indagar sobre el verdadero sentido de la vida. El *jijñāsu-bhakta* comprende que dicho sentido no puede reducirse únicamente al placer sensual y, aunque posea bienes materiales, su alma percibe el vacío de una vida carente de espiritualidad. Este tipo de devoto es sáttvico y es sumamente elevado porque se interesa por la esencia misma de Dios hasta comprender lo que señala el *Vedānta Sūtra* (1.1.1) —*athāto brahma-jijñāsā*—, es decir, que «ahora es el momento de preguntarse acerca de la Verdad absoluta». La oración del *jijñāsu-bhakta* emerge de un buscador sincero de la Verdad. Sus ansias de Dios le inducen a orar en busca de conocimiento y sabiduría, a implorar la gracia divina para poder superar todo obstáculo o debilidad producidos por la ignorancia.

4) ***Jñāni-bhakta*:** Este tipo de devoto experimenta la auténtica esencia de Kṛṣṇa como su propia subjetualidad; es un sabio que ha experimentado a Dios como Parameśvara, la naturaleza que yace en lo profundo de todo y todos. El *jñāni-bhakta* es un ser iluminado y un auténtico devoto puro. El tipo más elevado de plegaria es la oración del *jñānī*, que solo puede emanar de seres iluminados que se encuentran establecidos en la divinidad, han trascendido el cuerpo físico y se han conectado con la luz de los planos más elevados de consciencia.

nāhaṁ vande tava caraṇayor dvandvam advandva-hetoḥ
kumbhī-pākaṁ gurum api hare nārakaṁ nāpanetum
ramyā rāmā mṛdu-tanu-latā nandane nāpi rantuṁ
bhāve bhāve hṛdaya-bhavane bhāvayeyaṁ bhavantam

¡Oh, mi Señor Hari! No rezo a tus pies de loto para salvarme de la dualidad de la existencia o para escapar de este infierno sombrío de horribles tribulaciones. Tampoco te pido disfrutar de las hermosas mujeres de piel suave que residen en el jardín del Paraíso. Solo elevo mi plegaria para solicitar la aparición del amor por ti en lo más profundo de mi corazón y en cada uno de mis pensamientos, nacimiento tras nacimiento.

(*Mukunda-mālā stotra*, 4)

Los primeros tres tipos de devotos tratan de influir en la voluntad de Dios suplicando, implorando, rogando y mendigando. Sin embargo, la oración del cuarto tipo, el *jnānī-bhakta*, es más bien meditación y solo expresa un profundo estado de comunión con el Todo. De hecho, lo que el *bhakta* experimenta como plegaria, el *jnāni* lo vive como meditación.

La oración gana en calidad en la misma medida en que disminuye la codicia. El devoto puro no ora a Dios a causa de la represión o para recibir favores personales, sino porque está libre de deseos. No pide riquezas porque ha dado todo al Señor y ya no precisa nada. Por consiguiente, su plegaria no se deriva de la insatisfacción, sino que surge como un constante fluir interno de agradecimiento hacia la existencia, la vida y Dios.

La plegaria del *jīvan-mukta* o 'el liberado en vida' emerge desde un corazón meditativo que ha trascendido el egoísmo y ha ido más allá del dominio de la mente. En la plegaria ordinaria, el hombre se dirige a Dios, pero la oración del iluminado es la respuesta de lo divino a lo humano. Por lo tanto, posee la magia y el fresco aroma del encuentro con el amado.

Al situarnos en el aquí y el ahora, experimentamos la realidad, el amor, la compasión, la dicha y la inocencia, y el corazón rebosa agradecimiento. La gratitud constituye la plegaria silenciosa de un corazón receptivo y sensible que se asombra ante el milagro de ser.

Dāsya o 'ser un sirviente de Dios'

Dāsya significa cultivar 'una actitud servicial' hacia Dios y considerarse un sirviente amoroso, a completa disposición de su divino dueño, las veinticuatro horas del día. El devoto supera la sensación de que Dios le pertenece para experimentar que, en realidad, él mismo pertenece al Señor.

El Señor le indica a Uddhava qué acciones son favorables para el cultivo de la devoción:

ādaraḥ paricaryāyāṁ
sarvāṅgair abhivandanam
mad-bhakta-pūjābhyadhikā
sarva-bhūteṣu man-matiḥ

Veme en todas las entidades vivientes, sírveme con cuidado y gran respeto, ofréceme reverencias con todos los miembros corporales y adora a mis devotos por encima de todo.

(*Bhāgavata Purāṇa*, 11.19.21)

mad-artheṣv aṅga-ceṣṭā ca
vacasā mad-guṇeraṇam
mayy arpaṇaṁ ca manasaḥ
sarva-kāma-vivarjanam

Ofréceme tu mente y rechaza completamente los deseos materiales, utilizando cada movimiento de tus miembros para mí y cada palabra para describir mis cualidades.

(*Bhāgavata Purāṇa*, 11.19.22)

El cultivo de *dāsya* erradica el egoísmo y sus expresiones, como la arrogancia y el orgullo. Vivir en el espíritu del servidor conduce a la felicidad y a una vida plena de significado. En el *Bhāgavata Purāṇa* leemos lo siguiente:

maitreya uvāca
na vai mukundasya padāravindayo
rajo-juṣas tāta bhavādṛśā janāḥ
vāñchanti tad-dāsyam ṛte 'rtham ātmano
yadṛcchayā labdha-manaḥ-samṛddhayaḥ

Maitreya dijo: «Mi querido Vidura, a personas como tú, que están ansiosas por degustar [servir] el polvo de los pies de loto del Señor Mukunda, se les conceden los deseos de inmediato [por la gracia del Señor]. Considerándoos ricos, vuestro único deseo es servir al Señor».

(*Bhāgavata Purāṇa*, 4.9.36)

El servidor amoroso de Dios es capaz de cultivar *dāsya* tanto en el contexto de la vida en un *āśrama* como en la sociedad, ya que considera que todo el universo es la mansión de su dueño. Es más, *dāsya* no requiere el abandono de los deberes cotidianos, sino que nos invita a desempeñar nuestras labores siendo conscientes de que todo y todos pertenecemos al Señor y somos controlados por él.

El progreso en la vida espiritual depende directamente de la comprensión de *dāsya*. Quien es incapaz de desarrollar esta virtud se estanca en la evolución espiritual y puede hasta apartarse de la vía religiosa. Sin embargo, si deseamos realmente avanzar, resulta fundamental ser iniciados por un auténtico maestro espiritual, aceptando su guía y considerándonos sus sirvientes, así como los de nuestros hermanos y hermanas espirituales, de nuestra misión, de la humanidad y de Dios.

En la sociedad clasista, el sirviente es aquel que carece de formación, recursos o cualidades para dedicarse a un trabajo mejor. Sin embargo, se requieren múltiples cualidades para desempeñar la función de sirviente de una gran personalidad: el asistente personal de un presidente o de un rey no puede ser una persona mediocre. Del mismo modo, para convertirse en siervo de Dios, uno debe desarrollar elevadas virtudes, tales como pureza, compasión, amor y devoción.

Junto con la humildad, vendrá la comprensión de que incluso aspirar a ser aceptado como siervo de Dios es bastante jactancioso. Por consiguiente, constituye un gran privilegio iniciarnos con un maestro espiritual que nos conecte a una cadena de sucesión discipular y ser admitidos, de ese modo, como sirvientes de un sirviente de un sirviente de un sirviente de Dios.

nāhaṁ vipro na ca nara-patir nāpi vaiśyo na śūdro
nāhaṁ varṇī na ca gṛha-patir no vana-stho yatir vā
kintu prodyan-nikhila-paramānanda-pūrṇāmṛtābdher
gopī-bhartuḥ pada-kamalayor dāsa-dāsānudāsaḥ

Yo no soy *brāhmaṇa*, *kṣatriya*, *vaiśya* ni *śūdra*, como tampoco soy *brahmacārī*, *gṛhastha*, *vānaprastha* o *sannyāsī*. Solo soy un siervo del siervo del siervo de los pies de loto del Señor, que es el benefactor de las *gopīs*, siempre brillante, un océano de néctar y la eterna causa universal de la dicha trascendental.

(*Śrī-caitanya-caritāmṛta*, «*Madhya*», 13.80)

Los sirvientes del Señor pueden dividirse en cuatro categorías:

1) *Adhikṛta-dāsa* o 'sirviente designado': Se refiere a los *devas* que han asumido responsabilidades y misiones específicas dentro del universo manifestado, como el

Señor Brahmā, el Señor Śiva, Indra, Kālī y Durgā.

2) *Āśrita-dāsa* o 'sirviente refugiado': Devotos como Śaunaka, Harihara, Bahulāśva e Ikṣvāku, que han tomado refugio bajo los pies de loto del Señor y experimentan que fuera de Dios no existe otra seguridad y que solo él puede ofrecer verdadera protección.

3) *Pāriṣada-dāsa* o 'sirviente acompañante': Se refiere a aquellos devotos fieles y leales que ejecutan servicios personales al Señor como Uddhava, Dāruka, Hanumān y Sātyaki.

4) *Anugata-dāsa* o 'sirviente seguidor': Son los más íntimos sirvientes del Señor dentro de Vraja (Vrindavana y Mathura) y Dvārakā, y sus corazones están siempre inmersos en el Señor. Los sirvientes cercanos de Kṛṣṇa, como Citraka, Raktaka, Bakula, Śārada, Sucandra y Maṇḍana, son algunos ejemplos de esta categoría.

Los valores de la sociedad materialista suponen que un sirviente mantiene una posición inferior porque goza de menor libertad, reconocimiento o remuneración; por otro lado, se considera exitosa a la persona que tiene muchos sirvientes. En consecuencia, no es de extrañar que la idea de convertirse en un siervo no despierte gran entusiasmo en la mayoría de las personas. Nadie quiere servir, al contrario, todos tratan de controlar a otros en aras de sus propios intereses egoístas. No obstante, si aspiramos a ser sirvientes del Señor, tenemos que dar un rotundo giro en nuestra actitud y dejar de ser consumidores para volvernos contribuidores.

Dāsya conlleva el abandono de nuestro miedo a ser explotados y la aceptación de dedicarlo todo a Dios;

significa la sustitución del deseo de poseer por el de ser poseídos; supone dejar de querer controlar para desear tan solo hacernos accesibles.

Mientras que *pāda-sevanan* es dedicarse al servicio del Señor, *dāsyam* es dejar de pertenecerse a uno mismo para ser de Dios. El devoto que se ha situado en *dāsyam* se aleja de aquello que le desagrada a su Señor y encauza sus acciones hacia lo que su amo aprueba; no se guía por su razón o voluntad y deja de satisfacer sus apetitos e intereses egoístas. Ha aprendido a no pertenecerse a sí mismo y a vivir solo para Dios; cada aspecto de su existencia se dirige hacia él.

Al dejar de considerarse independiente, el devoto se diviniza y se vuelve parte de algo mucho más amplio; en esta autonegación, se revela a sí mismo como una posesión de lo absoluto. A medida que desarrollamos *dāsya*, nos despojamos de nuestras ansias de disfrutar del otro para abandonarnos a la dicha de ser deleitados por Dios, que es el auténtico disfrutador original.

Sakhya o 'amistad'

Sakhya se traduce como 'amistad', pero en realidad se refiere a la 'amigabilidad'. Mientras que la amistad es relativa, puesto que se dirige solo a un amigo, la amigabilidad es absoluta, ya que no depende de nadie. Más que en entablar una relación, la *sakhya* consiste en cultivar una determinada cualidad; puede ser experimentada aun en soledad porque nace desde lo profundo de uno mismo. La amigabilidad se asemeja a una vela que alumbra incluso si no hay nadie alrededor o a una hoguera que emana calor incluso si nadie se acerca.

Cuando dos personas entablan una relación carente de amigabilidad en sus corazones, pueden hoy dirigirse abrazos, halagos y cuidados, y el día de mañana ni siquiera felicitarse por el cumpleaños. Asimismo, si uno posee amigos no es, necesariamente, una señal de que es amigable, pues aquel a quien hoy consideramos nuestro amigo mañana podemos llegar a odiarlo. Por el contrario, la amigabilidad no discrimina entre amigos y enemigos, puesto que nace del amor y la libertad.

En general, entablamos amistades para escapar de nuestra soledad; las utilizamos para olvidar que, en realidad, estamos solos. Pero mientras sigamos considerando que la soledad es un problema, nuestros «amigos» nos parecerán meras soluciones. Solo cuando dejemos de eludir la soledad y nos atrevamos a contemplarla sinceramente, descubriremos que esta esconde el tesoro de la amigabilidad.

Dado que la amistad aspira a recibir un beneficio del otro, encubre algún tipo de explotación, ya sea económica, social o sexual. Por el contrario, la amigabilidad fluye desde un corazón desinteresado, veraz, puro y auténtico. La amigabilidad no es más que amor limpio de deseos, intereses, posesividad y celos.

Únicamente quien ha despertado a la amigabilidad puede desarrollar una amistad verdadera con todos los seres humanos, e incluso con los animales, las flores, los árboles, los montes, la luna, el sol y las estrellas.

Si reflexionamos al respecto, quizás advirtamos que no somos realmente amigables ni siquiera con nosotros mismos. Por otro lado, cuando la amigabilidad florece, se expresa tanto en nuestro vínculo con los demás como en la actitud hacia nosotros mismos.

El devoto que ha desarrollado amigabilidad cuenta con las condiciones óptimas para la revelación de la divinidad como el amigo eterno.

ati-viśvasta-cittasya
vāsudeve sukhāmbudhau
sauhārdena parā prītiḥ
sakhyam ity abhidhīyate

> *Sakhya* consiste en un gran amor, dotado de una actitud de amistad, [experimentada] por un devoto muy fiel del Señor Vāsudeva, el océano de dicha.
>
> (*Hari-bhakti-kalpa-latikā*, 11.1)

Encontramos *sakhya* en otras religiones, como señala el poema devocional judío *Yedid Nefesh*, adjudicado al cabalista Rabbi Elazar ben Moshe Azikri (1533-1600), que se refiere a Dios como el 'amigo del alma'.

La amigabilidad resulta esencial en el proceso devocional, pues solo quien es capaz de un amor desprovisto de intereses personales, egoísmo y lujuria puede descubrir el secreto de la relación con lo divino.

aho bhāgyam aho bhāgyaṁ
nanda-gopa-vrajaukasām
yan mitraṁ paramānandaṁ
pūrṇaṁ brahma sanātanam

¡Qué infinita fortuna tuvieron Nanda Mahārāja, los *gopas* y el resto de los residentes de Vraja! Su fortuna es inmensurable, porque el Dios eternamente dichoso es su amigo.

(*Bhāgavata Purāṇa*, 10.14.32)

sakhayo nitya-sukhinaḥ
svayam prītā nirāśiṣaḥ
vāsudeve 'navarataṁ
prītiṁ kurvanti nirmalām

Siempre felices, contentos y satisfechos, los amigos del Señor Vāsudeva continuamente albergan un gran amor puro hacia él.

(*Hari-bhakti-kalpa-latikā*, 11.3)

El mismo Señor Kṛṣṇa afirma:

sakhayo nitya-sukhinaḥ
svayam prītā nirāśiṣaḥ
vāsudeve 'navarataṁ
prītiṁ kurvanti nirmalām

Este antiguo yoga te ha sido revelado por mí ahora, ya que tú eres mi devoto, así como mi amigo. De

> hecho, este es un misterio trascendental.
>
> (*Bhagavad-gītā*, 4.3)

Así pues, solo cuando la amigabilidad haya nacido en nuestros corazones podremos experimentar la amistad con el Todo o *sakhya:* el misterio trascendental de la amistad con Dios.

Ātma-nivedana o 'entrega a Dios'

Ātma-nivedana significa 'la entrega de uno mismo a Dios' y consiste en otorgar al Señor todo aquello que creemos ser y poseer. La entrega constituye la cúspide del proceso devocional, ya que los ocho miembros anteriores solo están destinados a crear las bases y fundamentos.

En su *Bhakti-sandarbha*, Jīva Gosvāmī clasifica *ātma-nivedana* en dos categorías: ordinaria y extraordinaria. La primera se denomina *bhāva-vinā* o 'carente de todo sabor permanente', mientras que la segunda recibe el nombre de *bhāva-vaiśiṣṭya* o 'impregnada de intenso néctar devocional':

tad etad ātma-nivedanaṁ
bhāvaṁ vinā bhāva-vaiśiṣṭyena ca dṛśyate

> La entrega de uno mismo se clasifica en dos tipos: el primero de ellos carece de una disposición específica de amor, y el segundo se halla inspirado por sentimientos amorosos.
>
> (*Bhakti-sandharbha anuccheda*, 309)

Jīva Gosvāmī cita este verso para ejemplificar *bhāva-vinā*:

martyo yadā tyakta-samasta-karmā
niveditātmā vicikīrṣito me
tadāmṛtatvaṁ pratipadyamāno
mayātma-bhūyāya ca kalpate vai

Una persona que renuncia a todas las actividades [mundanas] y se ofrece a sí misma por completo a mí, con ardientes deseos de prestarme servicio, alcanza la liberación del nacimiento y la muerte, y se vuelve igual a mí [Kṛṣṇa].
(*Bhāgavata Purāṇa*, 11.29.34)

El devoto se vuelve igual al Ser porque no solo renuncia a las posesiones físicas sino también a las mentales, incluyendo las ideas y conclusiones que posee acerca de sí mismo.

Y, para explicar *bhāva-vaiśiṣṭya*, alude a Rukmiṇī Devī en este bellísimo verso:

tan me bhavān khalu vṛtaḥ patir aṅga jāyām
ātmārpitaś ca bhavato 'tra vibho vidhehi
mā vīra-bhāgam abhimarśatu caidya ārād
gomāyu-van mṛga-pater balim ambujākṣa

Por lo tanto, mi Señor, te elijo como mi marido y me ofrezco a ti como tu esposa. Por favor, acéptame con premura, mi más amado Señor de

> ojos de loto. Que Śiśupāla nunca llegue a tocar la porción del héroe cual chacal que roba los bienes de un león.
>
> (*Bhāgavata Purāṇa*, 10.52.39)

La entrega no debe confundirse con la resignación, que siempre implica fracaso y debilidad. La persona que siente que no tiene alternativa se da por vencida y alza sus manos o iza una bandera blanca en señal de impotencia. Por el contrario, aunque el *bhakta* posea muchas opciones que parecen prometedoras, opta por renunciar a ellas. Solo aquel que es auténtico soberano de su vida es capaz de ceder el mando a su devoción y dejar de considerarse su propiedad para pasar a pertenecer a Dios. Así, en lugar de perder, solo gana porque toda pertenencia del Señor le corresponde también a quienes se entregan a él.

Consagrarse al Señor supone depositar plena confianza en su gracia. La relación entre entrega y gracia es tan estrecha que ambas pueden considerarse idénticas: en ausencia de entrega total a la voluntad divina, no recibimos la gracia de Dios y, paradójicamente, la gracia del Señor se expresa en nuestras vidas como la capacidad de entregarnos a él.

La mayoría de los seres humanos se mueve dentro de los límites establecidos por el yo-idea. Entregarse a Dios supone dejar de **vivir** por y a través del yo para **ser** en y desde Dios. En ese sentido, nuestra visión de la existencia cambia por completo cuando, sin ignorar lo mundano, dejamos de pertenecer al mundo.

El *ātma-nivedana* implica mucho más que cederle al

Señor nuestros sentidos, cuerpo, sentimientos y mente: conlleva la entrega de nosotros mismos, del servidor, del adorador. Sin embargo, únicamente podemos renunciar a conceptos, ideas, creencias, opiniones y conclusiones acerca de nuestra identidad, ya que no es posible entregar aquello que es real en nosotros. Cuando examinamos más profundamente esta renuncia, vemos que constituye un mero abandono de la ilusión, es la renuncia a un sueño.

Estas son las palabras textuales de aquella luminaria del *jñāna* que fuera Bhagavān Ramaṇa Maharṣi:

> Solo hay dos maneras: conquistar el destino o ser independiente de él. Una es preguntar de quién es este destino y descubrir que solo el ego, y no el Ser, está atado a él, y que ese ego es inexistente. La otra manera es matar al ego mediante la entrega completa al Señor, dándose cuenta de la impotencia de uno mismo y diciendo todo el tiempo: «No yo, sino tú, ¡oh, Señor!», renunciando a todo sentido de yo y mío, y dejando que el Señor haga lo que quiera con nosotros. La renuncia no puede considerarse completa mientras el devoto quiera esto o lo otro del Señor. La entrega verdadera es el amor de Dios por el amor mismo y nada más, ni siquiera en aras de la salvación. En otras palabras, la eliminación completa del ego es necesaria para vencer el destino; puedes alcanzar esta supresión mediante la autoindagación o a través de *bhakti-mārga*.
>
> (*Día a día con Bhagavān*)

El *bhakta* se deshace de toda sensación de posesión y renuncia a la idea del yo y al concepto de «lo mío». La autoentrega a Dios es equivalente a *nirvikalpa-samādhi*, ya que consiste en nuestra extinción como personas separadas para emerger en la consciencia absoluta.

La entrega implica un tipo de muerte seguida del renacimiento en la Verdad. Lo que creemos ser debe morir para que podamos vivir plenamente. El *ātma-nivedana* supone la extinción de lo privado, de lo particular, y la resurrección en lo universal. Como también dijo Ramaṇa Maharṣi: «El segundo sendero es el camino de la entrega de uno mismo, el camino de *śaraṇāgati*. Entrégate a lo universal y serás absorbido en lo universal»

Vivimos desde el pasado y hacia el futuro. Al sentirnos inseguros, intentamos predecir lo que puede suceder con el fin de estar preparados. Sin embargo, el mañana carece de existencia real. Dado que solo podemos prever lo que ya hemos experimentado, nuestras especulaciones son meras proyecciones de lo conocido.

Ātma-nivedana implica ceder nuestros temores, preocupaciones y problemas emocionales y desarrollar plena confianza en la vida, en la existencia, en Dios. Entregándonos al Señor podremos situarnos en el presente y vivir cada instante de nuestras vidas conscientes de lo que es. Al consagrarnos, morimos para lo que fue y para lo que será, para lo conocido y para lo incierto, y renacemos en la realidad del presente; sucumbimos como idea o tiempo psicológico para perdurar aquí y ahora.

vapur-ādiṣu yo 'pi ko 'pi vā
guṇato 'sāni yathā-tathā-vidhaḥ
tad ahaṁ tava pāda-padmayor
aham adyaiva mayā samarpitaḥ

> Cualquiera que sea mi situación con respecto al cuerpo y a las condiciones mundanas, cualquiera que sea el carácter con el cual se me ha dotado, me dedico aquí y ahora por completo a ti.
>
> (*Stotra-ratna*, 52)

El amor implica entrega y, al igual que el amor, *ātma-nivedana* reviste un poder transformador inmediato capaz de cambiar nuestra percepción del mundo en un instante. La entrega no implica desprenderse de objetos sino renunciar a ciertas conclusiones; es abandonar la idea de separación del Todo y desconexión de las flores y las estrellas, para despertar a la realidad. El *Vedānta Sūtra* señala que debemos trascender nuestros temores para penetrar en lo desconocido; *ātma-nivedana* es descartar las ideas que hemos desarrollado acerca de nosotros mismos y simplemente animarnos abrir los ojos y observar la realidad tal como es.

Aunque los preparativos de las condiciones apropiadas pueden alargar el sendero, *ātma-nivedana* en sí no consiste más que en un simple paso fuera de la mente. Se trata simplemente de dejar los terrenos del ego y lo personal para saltar a lo universal. El sendero de lo humano a lo divino no es largo; solo tenemos que dar un pequeño gran salto: de la ignorancia a la sabiduría, del dolor a la dicha, de lo relativo a lo absoluto, de lo temporal a lo eterno, de la oscuridad del ego a la luz de la divinidad.

Capítulo 6

El deleite devocional

La doctrina del *bhakti* es parte integral del *sanātana-dharma* y se considera la más sencilla entre las cuatro sendas clásicas de liberación, ya que facilita el acceso directo a Dios a través del amor. Se popularizó entre personas de todos los orígenes debido a que no posee requisitos previos y posibilita una relación personal e íntima con el Todopoderoso sin intermediario alguno. La civilización de la India se caracteriza por incluir una amplia variedad de voces que pueden parecer conflictivas. El movimiento del *bhakti* es un excelente ejemplo de unidad en la diversidad en la cultura hindú y de su rico patrimonio cultural.

El *bhakti* se remonta a los principios de la humanidad; se manifiesta en los himnos védicos y se fue desarrollando a través de las generaciones hasta alcanzar su clímax durante la Edad Media. El *bhakti* medieval se vio estimulado por la traducción de las escrituras sánscritas a las lenguas locales y por la nueva ola de devoción hacia un Dios personal. Este movimiento se extendió desde las regiones del sur hasta el norte y de allí a Bengala, Maharashtra, Cachemira, Gujarat y Assam.

Śrī Caitanya Mahāprabhu (1486-1533) popularizó el *bhakti* en Bengala mediante la escuela del vaishnavismo *gauḍīya* y estableció reformas sociales. Caitanya hizo caso omiso a todas las distinciones de clase e incluyó en su movimiento a todas las castas y comunidades. También creía en la fraternidad y la igualdad. Una prueba de ello es que su discípulo más cercano, Haridāsa, era uno de los muchos que tenía origen musulmán.

El vaishnavismo ganó popularidad gracias a los esfuerzos de Śrī Caitanya; su devoción lo conducía a estados de éxtasis, llanto y hasta desmayos al cantar el *mahā-mantra* mientras bailaba junto con sus discípulos y asociados. Las multitudes se sentían atraídas por la santidad y el néctar que irradiaba desde su experiencia devocional. Sus enseñanzas fueron establecidas sobre la adoración de Kṛṣṇa y su consorte, Rādhā. El gran santo de Bengala propagó por toda India el *kṛṣṇa-bhakti* o 'la devoción a Kṛṣṇa', y popularizó la práctica del *saṅkīrtana* o 'canto devocional grupal' acompañado por bailes esotéricos.

El único legado literario de Śrī Caitanya fue un poema de ocho versos o *ślokas* denominado *śikṣāṣṭaka*. Delegó la responsabilidad de estructurar sus enseñanzas a un grupo muy selecto de discípulos íntimos conocidos como los *gosvāmīs* de Vrindavana quienes establecieron una orden religiosa en Mathura. No solo eran grandes maestros iluminados sino eruditos sumamente educados. Seis de ellos eran *brāhmaṇas* y sabían sánscrito, por lo que reorganizaron las restricciones de la casta y compilaron sus prácticas devocionales. Fueron estos elocuentes maestros del *bhakti-yoga* quienes establecieron firmemente las enseñanzas de Śrī Caitanya a través de sus obras y explicaron detalladamente su mensaje para el beneficio de la humanidad. Entre las figuras más destacadas encontramos a Jīva Gosvāmī, autor de los *Sat-sandharbas*; Sanātana Gosvāmī, autor del *Hari-bhakti-vilāsa*; y Rūpa Gosvāmī con su extraordinaria obra: el *Bhakti-rasāmṛta-sindhu.*

El océano de la devoción nectárea

El *Bhakti-rasāmṛta-sindhu* o 'el océano de la devoción nectárea' consiste en un estudio detallado y sistemático de las emociones y los sentimientos humanos. El autor utilizó términos de la teoría hindú de la estética, que es la disciplina filosófica que estudia las condiciones de la belleza en el arte y la naturaleza. De esta manera, dio forma definitiva a una teoría religiosa-estética y expresó una nueva perspectiva sobre la religión que ha influido hasta hoy.

La agitación emocional se considera un obstáculo para la evolución espiritual, que requiere tranquilidad. Considerando la necesidad de paz sentimental, muchas disciplinas de la India recomiendan reprimir las emociones. Sin embargo, dentro del pluralismo hindú existen tradiciones que, aunque concuerdan que las emociones descontroladas son problemáticas, consideran que bajo ciertas condiciones pueden ser sumamente útiles en la vida espiritual; argumentan que los sentimientos son demasiado poderosos y potencialmente eficaces como para ignorarlos.

En el *Bhakti-rasāmṛta-sindhu,* Rūpa Gosvāmī ofrece un sendero diferente de la represión ascética y explica cómo la actividad emocional ayuda a entablar una relación con Dios. Incluso va más lejos al aseverar que el amor por Dios consiste en la esencia de toda emoción y reverencia dicho amor como una manifestación de la divinidad. En lugar de reprimir los sentimientos, propone cultivarlos y dirigirlos hacia Kṛṣṇa, ya que son medios eficaces para establecer una relación con el supremo amante divino. Evidentemente, tal sendero requiere un detallado análisis de las emociones y un riguroso estudio de la actividad sentimental. Por lo tanto, esta obra presenta un yoga de las emociones divinas o espirituales.

Los sabios de la India nos han legado sus agudas observaciones sobre la sensibilidad. Profundizar sobre la cosmovisión hindú de las emociones nos ayudará a comprender nuestra actividad sentimental, observarla y finalmente trascenderla. Esto nos trae al mundo profundamente religioso del vaishnavismo *gauḍīya* según lo concibe Rūpa Gosvāmī, dentro del cual la aspiración principal es la experiencia de la *rasa*. El término *rasa* se refiere al resultado culminante del deleite de una emoción divina. Las ideas de Rūpa Gosvāmī sobre *rasa* se entienden mejor en el contexto del resto de los debates sobre este concepto; las reflexiones sobre la naturaleza y la experiencia de *rasa* han tenido una larga y fascinante historia en la India.

La palabra *rasa* significa literalmente en sánscrito 'jugo', 'sabia' o 'sabor', y puede ser traducida como 'melosidad'. Aunque el término *rasa* es frecuente en la literatura védica, su significado puede variar según el contexto. En los Vedas, se menciona en repetidas oportunidades la palabra *rasa* como 'líquido' con referencia a los sagrados rituales védicos. Por ejemplo, el *Ṛg Veda* (9.63.13) menciona el *soma-rasa*, que es el jugo de la planta *soma* que se ofrecía en los sacrificios llamados *soma-yāgas*. En otros himnos del *Ṛg Veda*, como el 8.72.13, *rasa* denota líquidos como el agua o la leche, y en el verso 5.44.13 se refiere a la esencia de la leche. Por su parte, en *upaniṣads* como el *Bṛhad-āraṇyaka*, el término *rasa* indica *prāṇa* y en el *Taittirīya* (1.3.19) significa la 'realidad última'.

El concepto de *rasa* heredado por Rūpa surgió del contexto específico de la estética, particularmente de las reflexiones sobre la naturaleza de la experiencia dramática. En este campo, el término *rasa* es mejor traducido como 'sentimiento dramático' o 'goce estético'. Los maestros del vaishnavismo *gauḍīya* utilizaron elementos artísticos para exponer su mensaje devocional y le otorgaron al *kṛṣṇa-bhakti* un lugar primordial dentro de la teología.

La teoría de *rasa* de Rūpa Gosvāmī se vio enriquecida principalmente por tres teorías anteriores:

1. La teoría de *rasa* de Bharata Muni (datado entre el 200 a. n. e. y el 400 n. e.), que fue un antiguo dramaturgo y musicólogo hindú, y el autor del *Nāṭya-śāstra*, un tratado teórico sobre la dramaturgia clásica, especialmente el teatro sánscrito.

2. La teoría de *rasa* de Abhinavagupta (*c.* 950-1020), que fue un renombrado sabio del shaivismo de Cachemira, un filósofo y místico, y se destacó como músico, poeta, dramaturgo, exégeta, teólogo y lógico, y con su personalidad politemática ejerció una importante influencia sobre la cultura de la India.

3. La teoría de *rasa* de Bhoja, un rey filósofo y erudito de la India medieval que gobernó el Reino de Mālava en la India central desde principios del siglo xi hasta el 1055.

La teoría de *rasa* de Bharata Muni

El *Nāṭya-śāstra* de Bharata Muni fue uno de los primeros tratados sobre música, danza y dramaturgia hindú. Su importancia es tal que tradicionalmente lo consideraron el quinto *veda*. Fue el primer texto autorizado en el que se elabora la teoría de la *rasa* en el contexto del arte teatral dramático.

Bharata compila el significado de la multifacética palabra *rasa* en una sola frase:

rasyate anena iti rasaḥ (asvādyatva)

Aquello que se disfruta es *rasa*. (*Nāṭya-śāstra*, 6.28).

En el primer capítulo del *Nāṭya-śāstra*, el sabio Bharata describe cómo Dios Brahmā creó esta ciencia:

jagrāha pāṭhyam ṛg-vedāt
sāmabhyo gītam eva ca
yajur-vedād abhinayān
rasān ātharvaṇād api

Él (Brahmā) lo hizo tomando palabras del *Ṛg Veda*, música de *Sāma Veda*, movimientos del *Yajur Veda* y *rasas* del *Atharva Veda.*

(*Nāṭya-śāstra*, 1.17)

En el sexto capítulo, los sabios le piden a Bharata que describa en detalle *bhāvas* y *rasas* entre otros temas teatrales. Bharata responde:

tatra rasān eva tāvad ādāv abhivyākhyāsyāmaḥ
na hi rasād ṛte kaścid arthaḥ pravartate

Entre estos temas, vamos a explicar, en primer lugar, cuáles son las *rasas*, porque sin la *rasa* ningún tema teatral puede atraer al público.

(*Nāṭya-śāstra*, 6.32).

harṣādīṁś cādhigacchanti
tasmān nāṭya-rasā ity abhivyākhyātāḥ

[Mediante estas, los espectadores] obtienen felicidad, etc., por lo tanto, son llamadas *nāṭya-rasas.*

(*Nāṭya-śāstra*, 6.33)

Entre la gran variedad de emociones humanas, Bharata reconoció las ocho principales y las denominó *sthāyi-bhāvas*. La palabra sánscrita *sthāyi* significa 'permanente, constante, durable', y *bhāva* deriva de la raíz *bhū*, 'ser'. *Bh*āva literalmente quiere decir 'convertirse en', 'ser' o 'forma de ser', y comúnmente se utiliza para denotar estado de ánimo, emoción o sentimiento. Más adelante, este mismo autor expuso con claridad las causas que desencadenan y estimulan cada *sthāyi-bhāva* (*vibhāvas*), las reacciones físicas al experimentar cada *sthāyi-bhāva* (*anubhāvas*), los sentimientos temporales (*vyabhicāri-bhāvas*) que acompañan cada *sthāyi-bhāvas* y que, a su vez, las incrementan y los síntomas físicos que se manifiestan y que también las intensifican (*sāttvika-bhāva*).

- **Las *sthāyi-bhāvas*** son disposiciones emocionales fundamentales, duraderas y constantes; al ser experimentadas, nos absorben de tal manera que neutralizan el resto de los sentimientos y les restan todo significado o relevancia. Los sabios védicos han reconocido ocho *sthāyi-bhāvas*: amor (*rati*), risa (*hāsa*), aflicción (*śoka*), furia (*krodha*), vitalidad (*utsāha*), miedo (*bhaya*), disgusto (*jugupsā*) y asombro (*vismaya*).
- **Las *vibhāvas*** son estímulos que desencadenan emociones y manifiestan las diferentes *sthāyi-bhāvas*. Algunos ejemplos son sonidos, gestos, etc.
- **Las *anubhāvas*** son los síntomas o indicaciones de que se está experimentando determinada *sthāyi-bhāva*. *Anu* en sánscrito significa 'después'

o 'posterior' y *bhāva* es 'emoción', por lo tanto, las *anu-bhāvas* son 'reacciones a la emoción', es decir, los resultados de la intensificación de las *sthāyi-bhāvas*. Consisten en una gran variedad de gestos físicos, tonos de voz, etc.

- **Las *vyabhicāri-bhāvas*** son emociones transitorias de menor intensidad que complementan a las *sthāyi-bhāvas*. La palabra *vyabhicārī* es el antónimo de *sthayī*. Mientras *sthayī* significa 'permanente' o 'fundamental', el prefijo *vi* indica *vividha*, que es 'múltiple' o 'diverso'; por lo tanto, la palabra *vyabhicārī* quiere decir 'cambiable', 'irregular', 'pasajero' o 'transitorio'. Se reconocen treinta y tres *vyabhicāri-bhāvas*. Algunos ejemplos son vergüenza, ansiedad y orgullo.
- **Las *sāttvika-bhāvas*** son expresiones físicas involuntarias que se manifiestan al experimentar determinada emoción. El término proviene de la palabra *sattva* porque se pueden manifestar solo en quien predomina *sattva*. Al manifestarse las *sāttvika-bhāvas*, se intensifican las *sthāyi-bhāvas* que las provocaron. Las *sāttvika-bhāvas* son ocho: estupefacción (*stambha*), sudor (*sveda*), cabellos erizados (*romāñca*), voz quebrantada (*svara-bheda*), temblor (*vepathu*), palidez (*vaivarṇya*), lágrimas (*aśru*) y desmayo (*pralaya*).

La experiencia artística puede intensificar las emociones permanentes o *sthāyi-bhāvas* hasta un nivel de deleite, denominado *rasa*. Las *rasas* son los placeres supremos degustados cuando se combinan todas las *bhāvas* mencionadas. *Rasa* es la melosidad que se experimenta cuando uno de los *sthāyi-bhāvas* se combina con sus *vibhāvas*, *anubhāvas*, *vyabhicāri-bhāvas* y *sāttvika-bhāvas*; o sea, una *rasa* se compone de los cinco tipos de *bhāvas*: la emoción básica eterna y los cuatro tipos de experiencias emocionales que la intensifican.

Bharata compara la experiencia de *rasa* a la degustación de un manjar culinario. Los *sthāyi-bhāvas* serían los sabores fundamentales como dulce, salado, agrio, amargo. Para realzar estos gustos, se agregan condimentos, que serían las cuatro experiencias emocionales: *vibhāva*, *anubhāva*, *vyabhicāri-bhāva* y *sāttvika-bhāva*. Como resultado, el deguste se intensifica hasta alcanzar el deleite o *rasa*. En la experiencia de una *bhāva*, la persona plenamente identificada con sus emociones está sujeta a la miseria del placer y el dolor. Pero en la experiencia artística, la combinación de los cinco componentes de *bhāva* permite observar los sentimientos y conduce al deguste de *rasa*.

Cada *sthāyi-bhāva* provoca un sabor determinado, una *rasa* diferente:

Bhāvas	***Rasas***
Rati – amor	*Śṛṅgāra-rasa* – Gusto erótico
Hāsa – risa	*Hāsya-rasa* – Gusto cómico/ divertido/humorístico
Śoka – aflicción/ sufrimiento /pena	*Karuṇa-rasa* – Gusto compasivo
Krodha – furia	*Raudra-rasa* – Gusto furioso
Utsāha – vigor/vitalidad/ energía/esfuerzo	*Vīra-rasa* – Gusto heroico
Bhaya – miedo	*Bhayānaka-rasa* – Gusto temeroso
Jugupsā – disgusto/ repugnancia	*Bībhatsa-rasa* – Gusto repulsivo
Vismaya – admiración/ asombro	*Adbhuta-rasa* – Gusto de asombro

El teatro, por ejemplo, integra varios idiomas artísticos y nos invita a trascender nuestro drama privado para alcanzar la experiencia generalizada e impersonal que los actores representan. Para tal efecto, el público debe poner a un lado su historia privada y contemplar las emociones teatrales genéricas; el espectador no puede disfrutar una obra teatral, una película o incluso una simple telenovela si no abandona las fronteras de la construcción emocional propia.

Rasa es el deleite de la consciencia regocijándose, sazonada previamente por experiencias emocionales. Las experiencias anteriores se presentan en la mente en forma de impresiones latentes e inconscientes (*vāsanās*). Se deleita la *rasa* cuando una de estas *vāsanās* se eleva al nivel de la consciencia en un marco teatral mediante estímulos (*vibhāvas*) que provienen de los actores y la escenografía, y se combinan con el resto de las *bhāvas*, por ejemplo, los gestos que hacen los actores (*anubhāvas*). Así pues, *rasa* es la respuesta hacia un determinado sentimiento que existía previamente, del mismo modo como una lámpara revela una mancha que ya estaba.

Para experimentar *rasa*, uno debe estar abierto y accesible; tiene que volverse receptivo a los estímulos de *rasa* y eliminar los obstáculos que limitan la consciencia. El deleite estético es una experiencia especial de emociones existentes. Es un degustar que carece de obstáculos, un deleite sin restricciones ni limitaciones. La experiencia estética de *rasa* es consciencia sin los límites de la individualidad; es una calma contemplación de emociones impersonales. El observador sensible responde de manera favorable a una situación representada en arte, pero no responde de manera personal. El resultado es una experiencia totalmente ajena a nuestra vida ordinaria.

Experimentamos la cesación del *saṁsāra* y su reemplazo repentino por una nueva dimensión de la realidad.

El espectador individual que es lo suficientemente libre como para identificarse con las emociones que evoca la situación esbozada en la representación artística puede experimentar *rasa*. Los espectadores no tienen la mismas experiencias emocionales que los actores, pero comparten impresiones inconscientes (*vāsanās*) de un trasfondo similar de experiencias. Por lo tanto, el deleite estético (*rasa*) no es de una persona, sino que es una experiencia generalizada de las *vāsanās*.

Un espectador de paladar depurado puede degustar una *rasa* al observar un carácter teatral. Dicho espectador, totalmente involucrado y absorto en el evento artístico, experimenta una potente emoción de carácter impersonal y genérico. *Rasas*, a diferencia de *bhāvas*, se experimentan sin una relación directa con la estructura sensible personal y limitada. Por lo tanto, en la estética *alaṅkāra*, *rasa* constituye definitivamente un estado más deseable o superior a *bhāva*, ya que en *rasa* el experimentador accede a un espectro de emociones más amplio; asimismo, el carácter impersonal de la *rasa* lo protege del sufrimiento que causa la identificación con sentimientos placenteros y dolorosos.

Las emociones personales pueden oscilar entre el disfrute y la pena, de la felicidad a la tristeza. No obstante, incluso nuestros sentimientos placenteros nos causan dolor porque nos confinan en la dualidad y nos recluyen en nuestros guiones personales. Por el contrario, el espectador atento disfruta todas las emociones representadas sobre el escenario ya que no se identifica con ellas y, de esta manera, trasciende su propia miseria. Sus lágrimas y carcajadas son impersonales, y debido a esta distancia, puede regocijarse incluso en el enojo y el miedo. Las emociones causan solo disfrute cuando se elevan a un estado de *rasa*.

La teoría de *rasa* de Abhinavagupta

Tanto la escuela poética del vaishnavismo de Bengala como su filosofía parecen haber estado influenciadas por las enseñanzas de Abhinavagupta, a pesar de que no lo citan textualmente.

Abhinavagupta se interesaba por la estrecha conexión de la experiencia estética con el ritual tántrico. Él define *rasa* como el alma del drama y de otras formas de arte como poesía.

ānanda-rūpatā sarva-rasānām

La naturaleza de todas las *rasas* es dicha.

(*Abhinava-bhāratī*, 1.292)

Según Abhinavagupta, la experiencia de *rasa* estética se asemeja a la de *rasa* espiritual, porque cuando el espectador se sumerge en la emoción impersonal del proceso artístico, se olvida por completo de sí mismo; la intención es romper el caparazón egoico y permitir fluir al Ser supremo que se identifica de manera natural con todo y con todos. Similarmente, el aspirante espiritual abandona su drama particular y borra los límites sensitivos del yo para dar lugar a la experiencia genérica de Brahman.

Bhaṭṭa Nāyaka, un escritor de Cachemira perteneciente a la tradición del no dualismo, probablemente fue el primero en explicar la experiencia estética en términos de una vivencia interna del espectador. Abhinavagupta recibió inspiración de él para explorar la estrecha relación entre la experiencia estética y la religiosa. Sugirió que *rasa* es similar —aunque no idéntica— al deguste (*āsvāda*) del supremo Brahman y comparó *rasa* con el éxtasis yóguico. Para él, el teatro tiene un poder especial para suprimir la gruesa capa de ignorancia que cubre nuestra consciencia y universalizar la situación emocional que se presenta en el escenario.

De acuerdo con Abhinavagupta, la experiencia estética de *rasa* se caracteriza por la contemplación pura disociada de todo interés personal y puede llevar a la calma (*viśrānti*). Por lo tanto, es similar a la experiencia mística (*brahmāsvāda*). Al entrar en la profundidad del mundo de la obra, los espectadores trascienden los límites individuales y alcanzan la fusión de los místicos vedánticos. Por otra parte, ambas experiencias son propiciadas para trascender los límites del tiempo y el espacio, y degustar la dicha (*ānanda*). Por lo tanto, él agrega una novena *rasa* denominada *śānta-rasa* o 'melosidad de la tranquilidad' cuya *bhāva* correspondiente es śama o 'quietud' y se conecta con *tattva-jñāna* (conocimiento de la Verdad) o *ātma-jñāna* (conocimiento del Ser); su principal característica es la ausencia de emociones.

Para Abhinavagupta, *śānta-rasa* es la principal, y las ocho *rasas* señaladas por Bharata Muni desembocan en ella; es superior ya que corresponde a un plano elevado de paz (*śānti* o *viśrānti*) y, por ende, no es solo una experiencia estética sino también espiritual.

Sin embargo, Abhinavagupta nota importantes diferencias. En primer lugar, la experiencia estética es temporal y perdura solo durante la representación dramática; al volver a sus respectivos mundos, la vida de los espectadores no sufre ningún cambio radical. Por su parte, la experiencia espiritual de *mokṣa* es más profunda y conlleva cambios drásticos que se convierten en características permanentes de la vida. En segundo lugar, *mokṣa* trasciende la ilusión, mientras que la experiencia estética es parte de la ilusión misma porque depende del contenido emocional del inconsciente individual (*vāsanās*) adquirido de experiencias personales.

La ilusión es privada; la realidad es de carácter universal. Un sueño, por ejemplo, es una realidad particular: no podemos invitar amigos a nuestro sueño ni ellos podrán saber qué experimentamos mientras dormimos. Los sueños, las fantasías y las ilusiones son de carácter privado y subjetual, pero la realidad es impersonal, genérica, universal y objetual. Mientras nos movamos dentro de nuestro propio drama, permaneceremos en un mundo de teorías e hipótesis. Solo al abrirnos a lo universal nos encontramos en la realidad de hechos. En la iluminación, se cruzan las fronteras de la historia personal y el cuento privado se supera. Esta gran luminaria del hinduismo reconoce en el arte un medio hacia la liberación, puesto que nos ayuda a trascender, al menos temporalmente, la consciencia del estado ordinario de vigilia. De esta manera, se trascienden en arte el tiempo, el espacio y la naturaleza personal de las emociones. Parece que estas enseñanzas inspiraron a Rūpa Gosvāmī a incorporar elementos artísticos en el sendero devocional.

La teoría de *rasa* de Bhoja Rāja

En la retórica de Rūpa Gosvāmī, podemos percibir la influencia directa de Bharata, Dhanañjaya, Śāradātanaya, Siṅgha Bhūpāla y otros autores. Sin embargo, la influencia más prominente es la de Bhoja Rāja. Por esta razón, será importante ofrecer una idea básica de su teoría de *rasa*.

El Rey Bhoja gobernó Mālava (Rajastán) en el siglo xi y tuvo mucha influencia en el mundo medieval de la estética sánscrita. Al igual que Bhaṭṭa Lollaṭā y Daṇḍin, Bhoja explica que *rasa* es la intensificación de una *sthāyi-bhāva*. *Rasa* se produce cuando una *sthāyi-bhāva* se combina con los otros componentes: *vibhāvas*, *anubhāvas*, *vyabhicāri-bhāvas* y *sāttvika-bhāvas*. Por lo tanto, *sthāyi-bhāvas* y *rasas* son iguales en esencia, pero se diferencian en sus niveles de intensidad y desarrollo.

Otro elemento importante de la teoría de Bhoja es que todas las *rasas* son de hecho una. Para él, *śṛṅgāra-rasa* (el deleite erótico) es la *rasa* unificada y esencial que subyace todas las experiencias de placer. El amor, por lo tanto, es el fundamento de todo goce estético. Las otras *rasas*, en última instancia, no son diferentes de *śṛṅgāra*, sino que son variaciones.

Al igual que Abhinava, Bhoja sostiene que la capacidad de experimentar *rasa*s depende de las *vāsanās* del individuo. Sin embargo, lo reduce solo de las *vāsanās* que resultan de la ejecución de sacrificios y ceremonias religiosas prescritos en el contexto del *sanātana-dharma*.

Esta teoría difiere en muchos aspectos de la de Abhinavagupta, pero Rūpa Gosvāmī parece haberse enriquecido de ambas.

Teoría de *rasa* de Abhinavagupta	Teoría de *rasa* de Bhoja Rāja
Ortodoxa.	No ortodoxa.
Solo miembros individuales en el público pueden experimentar *rasa*.	Originariamente, los actores experimentan *rasa*, pero si alguien en la audiencia tiene las *vāsanās* relacionadas y se logra identificar, también puede experimentar *rasa*.
Pérdida temporal de consciencia personal y experiencia generalizada de la emoción mediante la identificación con la obra teatral.	La identificación personal se eleva hasta identificarse con la situación personal del actor.
Rasa es la ausencia de emociones personales.	*Rasa* es la intensificación de las emociones.
Rasa es una experiencia general y no de una persona en particular.	*Rasa* es una experiencia particular como resultado de la identificación con un actor.
Desapego y distanciamiento son los requisitos fundamentales para la experiencia de *rasa*.	Apego e identificación son los requisitos para la experiencia de *rasa*.

Las *vāsanās* necesarias para la experiencia de *rasa* son comunes a todos.	Las *vāsanās* que permiten la experiencia auténtica de *rasa* son solamente las creadas por actividades religiosas.
La manifestación de *rasa* se diferencia radicalmente de la de *sthāyi-bhāvas*.	La experiencia de *rasa* es la intensificación de *sthāyi-bhāvas*.
Śānta-rasa (tranquilidad) es la *rasa* predominante que se manifiesta cuando uno ha trascendido la experiencia emocional ordinaria.	*Śṛṅgāra-rasa* (*rasa* erótica) es la *rasa* predominante y es la culminación de la intensificación de la experiencia emocional.
Bhakti no es una *rasa* separada sino que es una emoción que conduce a la experiencia de *śānta-rasa*.	El amor o *rati* es el fundamento de todo goce estético. Las otras *rasas*, en última instancia, no son diferentes de *śṛṅgāra*, sino que son variaciones de ella.

La principal influencia de esta teoría en la *bhakti-rasa* de Rūpa Gosvāmī es que el amor o *rati* es el fundamento de todas las *bhāvas*. Cuando *rati* se combina con los componentes de *rasa*, se expresa como diferentes formas de amor. Esta es la posición que expresa el *Agni Purāṇa*, un texto que probablemente alcanzó su forma definitiva en Bengala en el siglo xii y era ciertamente conocido y citado por Rūpa Gosvāmī.

La teoría de *bhakti-rasa* de Rūpa Gosvāmī

La teoría de *bhakti-rasa* de Rūpa Gosvāmī nos presenta el deleite devocional. La noción de *bhakti-rasa* era conocida con anterioridad, pero Rūpa fue el primero en analizarla de manera detallada y sistemática. Aunque Abhinavagupta incluyó *bhakti* en sus discusiones sobre *rasa*, no lo presenta como una *rasa* separada sino más bien como una emoción conducente a la tranquilidad de *śānta-rasa*. El verdadero pionero en reconocer al *bhakti* como una *rasa* aparte parece haber sido Vopadeva, un escritor de Marāthī del siglo xiii. En su obra titulada *Muktāphala*, Vopadeva expone la primera interpretación integral conocida del *bhakti* como *rasa*. Acepta la lista de nueve *sthāyi-bhāvas* y establece que hay nueve tipos de devotos, cada uno asociado con una *rasa* (las ocho de Bharata, más *śānta-rasa*). Sin embargo, no proporciona un análisis detallado, sino que simplemente ilustra cada tipo de *rasa* con citas del *Bhāgavata Purāṇa*.

mallānām aśanir nṛṇāṁ nara-varaḥ strīṇāṁ smaro mūrtimān
gopānām sva-jano'satāṁ kṣiti-bhujāṁ śāstā sva-pitroḥ śiśuḥ
mṛtyur bhoja-pater virāḍ aviduṣāṁ tatvaṁ paraṁ yogināṁ
vṛṣṇīnāṁ para-devateti vidito raṅgaṁ gataḥ sāgrajaḥ

¡Oh, rey! Śrī Kṛṣṇa, que es la reserva de todas las *rasas*, el manantial de todas las melosidades divinas, fue visto de distintas maneras por quienes tenían trato con él en diferentes relaciones. Cuando Kṛṣṇa entró en la arena de Kaṁsa,

> acompañado por su hermano mayor, Balarāma, fue visto según las respectivas mentalidades de cada espectador: a los atletas heroicos, les pareció como un relámpago; la mayoría de la gente lo vio como un ser sobrehumano; las damas lo vieron como el dios del amor; los pastores de vacas, con un ánimo de amistad, lo vieron como su propio pariente. Los monarcas malvados lo vieron como un estricto gobernante e impartidor de justicia, sus padres lo vieron como un niño. Kaṁsa lo vio como a la muerte personificada. La gente mundana lo vio como la forma universal; los *śānta-rasa* yoguis lo vieron como la morada del alma suprema, el principio supremo; y los Vṛṣṇis lo vieron como la deidad suprema.
>
> (*Bhāgavata Purāṇa*, 10.43.17)

Hemādri amplió el trabajo comenzado por Vopadeva en su comentario al *Muktāphala* llamado *Kaivalyadīpikā*. En este texto, Hemādri sostiene que una *rasa* es una *bhāva* intensificada y define a un devoto como aquel que experimenta *bhakti-rasa*. Aunque el tratamiento no es extenso, Hemādri aplica distintos componentes de *rasa-sūtra* de Bharata al *bhakti vaiṣṇava*. Las emociones dirigidas hacia Viṣṇu son los medios para alcanzarlo. Tales emociones son las *sthāyi-bhāvas* de *bhakti-rasa*. Viṣṇu y sus devotos son los estímulos fundacionales (*ālambana vibhāvas*) de *bhakti-rasa*, y las cosas relacionadas con Viṣṇu son los estímulos impulsadores (*uddīpana vibhāvas*). Las *anubhāvas* y *vyabhicāri-bhāvas* se aplican a los devotos de Viṣṇu. Hemādri no presenta *bhakti-rasa* de manera muy detallada, pero Rūpa Gosvāmī claramente conocía su obra y recibió inspiración de ella.

Otra figura que precede a Rūpa y parece haber tenido alguna influencia sobre él es Lakṣmīdhara; fue probablemente un *brāhmaṇa* de Telaṅga que vivió entre los siglos xiii y xiv, y compuso la obra *Nāma-kaumudī*. Lakṣmīdhara relacionó el *bhakti* con el *sthāyi-bhāva rati* o 'amor', y lo describió como un estado placentero en el que la mente espontáneamente se concentra en el Señor. De esta manera, sentó precedente para la identificación de *kṛṣṇa-rati* como la *sthāyi-bhāva* de *bhakti-rasa*. Es evidente, entonces, que Rūpa Gosvāmī recibió las semillas de una larga historia de discusiones de *bhakti* como *rasa*. Sin embargo, las nociones que heredó no estaban totalmente desarrolladas.

Bhakti sirve como un puente emocional entre el mundo y lo trascendental, y como tal permite reformular el marco sensual de la *rasa* estética alrededor de la actitud devocional. Impregnada de tal sensibilidad estética, el néctar *de bhakti-rasa* desborda los límites del arte (secular) y los rituales (religiosos). Cantando los santos nombre del Señor y oyendo sus gloriosos pasatiempos, *kṛṣṇa-rati* se transforma en *bhakti-rasa* y se hace conscientemente degustable. El *bhakti* es un proceso consciente que revela nuestra naturaleza oculta que es amor.

Es importante comprender la diferencia entre *rasa* y *bhakti-rasa*. En primer lugar, la teoría clásica de *rasa* según Bharata reconoce ocho emociones fundamentales y una novena se agregó posteriormente; pero, para Rūpa, toda *rasa* genuina se basa en alguna forma de amor por Kṛṣṇa. En este punto, difiere de todas las teorías anteriores de *bhakti*, tales como la de Vopadeva, y se asemeja al punto de vista de Bhoja, que redujo todas las *rasas* a una llamada *śṛṅgāra* o *prema*. En el contexto estético, *rati o* 'amor' elevada al estado de deleite se experimenta como *śṛṅgāra-rasa* o '*rasa* erótica'. Sin embargo, en *bhakti-yoga* las *sthāyi-bhāvas* son variaciones de *kṛṣṇa-rati*, o sea, diferentes afecciones hacia Kṛṣṇa. En un estado de deleite, las *sthāyi-bhāvas* se experimentan como *bhakti-rasa* o '*rasa* devocional'.

Además, aunque los componentes de *bhāva* en la *rasa* estética son los mismos que en la *bhakti-rasa*, se comprenden de manera diferente: en la primera, los sentimientos son ordinarios y provienen del contenido mental, mientras que en la segunda las emociones son del alma, del espíritu: es nuestra autenticidad emergiendo como emoción, es sentir lo que realmente somos. Por ende, la *rasa* que provoca una obra de teatro es ordinaria porque no está relacionada con *kṛṣṇa-rati* o 'afecto amoroso hacia Dios'. Si bien la *rasa* puede experimentarse a través del arte, sin *kṛṣṇa-rati* es imposible degustar *bhakti-rasa*.

Finalmente, para experimentar una *rasa* estética, el espectador debe tener determinadas *vāsanās* o 'impresiones mentales subconscientes'. Sin embargo, Rūpa Gosvāmī explica que la *rasa* devocional emerge desde el aspecto divino de dicha y amor en las profundidades de nuestro interior, desde la esencia misma de nuestra existencia. Por otro lado, lo que ambas tienen en común es que tanto la *rasa* estética como la devocional se desarrollan en la plataforma sujeto-objeto del experimentador y lo experimentado. Es decir, ocurren en el ámbito dual, incluso si el velo entre yo y Eso es fino y sutil. Esta experiencia pertenece a las primeras etapas del *bhakti-yoga*, en las cuales aún existe una diferencia entre el devoto y el Señor.

Componentes del *bhakti-rasa*

Sthāyi-bhāvas

La luz del *bhakti* revela un riquísimo mundo de emociones devocionales que constituyen los grandes tesoros del *bhakti-yoga*. Las *bhāvas* cobran un valor espiritual: de ser emociones simples pasan a ser sentimientos despertados por lo trascendental; de emociones mundanas provocadas por la interacción de las personas con su entorno, las *bhāvas* se vuelven sentimientos humanos por el más allá.

El amor es el fundamento de toda experiencia estética; es decir, *rati* es la base de todas las *rasas*. Las otras *bhāvas* son variaciones del amor. Cuando *rati* se combina con los componentes de *rasa*, se expresa como diferentes formas de amor. *Sthāyi-bhāva* es nuestro *rati* o 'afecto' permanente y básico hacia Dios. Los *ratis* son *sthāyi-bhāvas* devocionales; pueden ser de dos tipos: principales/directos (*mukhya-ratis*) o secundarios/indirectos (*gauṇa-ratis*).

Los *mukhya-ratis* – afecciones principales

Los *ratis* principales están basados en relaciones afectuosas directas con el Señor; se dividen en cinco clases correspondientes a las cinco *vibhāvas* que causan su manifestación: *śuddha-rati*, *dāsya-rati*, *sakhya-rati*, *vātsalya-rati* y *mādhurya-rati*.

1. *Śuddhā-rati* o 'afección neutral no calificada' se subdivide en *sāmānya* o 'general', *svaccha* o 'transparente' y *śānta* o 'pacífica'.
   a) *Sāmānya-rati* es una afección general que aún no ha madurado como para expresarse en una relación específica con el Señor.
   b) *Svaccha-rati* es la afección del *bhakta* que todavía no ha desarrollado una devoción particular por el Señor pero que a veces refleja diferentes afectos.
   c) *Śānta-rati* es la afección que florece en devotos que se inclinan hacia una relación pasiva con el Señor.
4. *Dasya-rati* (también *prīti-rati*) o 'afección servicial': el devoto experimenta su inferioridad ante la inmensidad del Señor omnipotente y siente dependencia de la misericordia divina.
5. *Sakhya-rati* o 'afección amistosa': el *bhakta* siente igualdad con el Señor.
6. *Vātsalya-rati* o 'afección parental': los devotos sienten superioridad con respecto al Señor y, en lugar de pedirle protección, desean protegerlo.
7. *Mādhurya-rati* (también *priya-rati*) o 'afección conyugal': las *gopīs* experimentan esta clase de sentimientos hacia Kṛṣṇa.

Los *gauṇa-ratis* – afecciones secundarias

Los *gauṇa-ratis* son los siete *sthāyi-bhāvas* restantes de la teoría de Bharata conectados con *kṛṣṇa-rati*. Mientras que los cinco *mukhya-ratis* son eternos, los siete *gauṇa-ratis* aparecen y desaparecen en diferentes situaciones dejando fuertes impresiones (*saṁskāras*) en el corazón. Debido a estas impresiones duraderas, *gauna-ratis* son clasificadas como *sthāyi-bhāvas* y no como *vyabhicāri-bhāvas*. Los *gauṇa-ratis* son siete:

1. *Hāsya-rati* (risa afectuosa)
2. *Vismaya-rati* (asombro afectuoso)
3. *Utsāha-rati* (entusiasmo afectuoso)
4. *Śoka-rati* (lamento afectuoso)
5. *Krodha-rati* (enojo afectuoso)
6. *Bhaya-rati* (temor afectuoso)
7. *Jugupsā-rati* (disgusto afectuoso)

Se consideran emociones secundarias porque no son devocionales, sin embargo, se transforman en tales al conectarse con uno de los *mukhya-ratis*. Por ejemplo, la risa (*hāsya*) no está relacionada con la afección por Kṛṣṇa, pero cuando un pastor de vacas bromea con el Señor, la risa se conecta con *sakhya-rati* (afección amistosa) y así obtiene el nivel de afecto espiritual y se transforma en *hāsya-rati*. El *mukhya-rati* trasmite su calidad de *rati* a la emoción *gauṇa*, y así se transforma en *gauṇa-rati*.

Vibhāva

La *vibhāva* estimula nuestro afecto por Dios hasta elevarlo a un gran deleite; se subdivide en *ālambana* o 'fundacional' y *uddīpana* o 'impulsadora'. En el *Caitanya-caritāmṛta*, se señala lo siguiente:

dvi-vidha 'vibhāva',— ālambana, uddīpana
vaṁśī-svarādi—'uddīpana', kṛṣṇādi—'ālambana'

> Hay dos clases de estimuladores de emociones. Uno es lo que se denomina fundacional o *ālambana*, y el otro despertador o *uddīpana*. Las vibraciones de la flauta de Kṛṣṇa son un ejemplo del despertador, y el Señor Kṛṣṇa mismo es un ejemplo del *vibhāva* fundacional.
>
> (*Caitanya-caritāmṛta*, «*Madya-līlā*», 23.50)

A su vez, *ālambana-vibhāva* se subdivide en *viṣaya* u 'objeto' y *āśraya* o 'refugio'. *Viṣaya* se refiere al Señor, que es el objeto de devoción, y āśraya se refiere a los *bhaktas* o 'devotos del Señor', que constituyen el refugio de todo sincero aspirante.

Anubhāva

Anubhāva es un resultado de la intensificación de las *sthāyi-bhāvas*. En el contexto del *bhakti*, se trata de una acción que nace del amor incrementado por Dios, que a su vez estimula nuestro amor por él. *Anubhāva* se divide en dos categorías: *śita* o 'débil', sin fuertes movimientos físicos corporales, y *kṣepaṇa* o 'arrojada', con fuertes expresiones corporales.

Los principales ejemplos de *śita* son cantar en voz baja (*gīta*), bostezar (*jṛmbhaṇa*), respirar pesadamente (*śvāsa-bhūmā*), abandonar la presencia de los demás (*lokānapekṣitā*), salivar (*lālāsrava*), gruñir (*huṅkāra*), sangrar (*raktodgama*) y sufrir inflamación de los miembros del cuerpo (*utphulla*). Los principales ejemplos de *kṣepaṇa* son danzar (*nṛtya*), rodar por el piso (*viluṭhita*), estirar el cuerpo (*tanu-moṭana*), llorar fuerte (*krośana*), reír alto como un demente (*aṭṭa-hāsa*), marearse (*ghūrṇā*) e hipar (*hikkā*).

Vyabhicārī-bhāva

*Vyabhicārī-bhāva*s son emociones nacidas de *sthāyi-bhāvas* y se someten a ellas. En el contexto del *bhakti*, se refiere a una experiencia emocional que se origina de un determinado afecto hacia Dios, experiencia que, a su vez, intensifica dicho afecto. Existen treinta y tres *vyabhicārī-bhāvas*: depresión (*nirveda*), languidez (*glāni*), sospecha (*śaṅkā*), celos (*asūyā*), intoxicación (*mada*), fatiga (*śrama*), pereza (*ālasya*), miseria (*dainya*), ansiedad (*cintā*), desmayo (*moha*), memoria (*smṛti*), fortaleza (*dhṛti*), timidez o vergüenza (*vrīḍā*), nerviosismo (*capalatā*), alegría (*harṣa*), agitación o excitación (*āvega*), flojera (*jaḍatā*), orgullo o arrogancia (*garva*), dolor (*viṣāda*), incomodidad (*autsukya*), dormitación (*nidrā*), olvido (*apasmāra*), somnolencia o dejarse vencer por el sueño (*supta*), despertar (*vibodha*), intolerancia (*amarṣa*), disimulo (*avahitthā*), furor (*ugratā*), enfermedad (*vyādhi*), demencia (*unmade*), muerte (*maraṇa*), terror (*trāsa*) y argumentación o deliberación (*vitarka*).

Sāttvika-bhāva

Sāttvika-bhāva se refiere a una acción involuntaria que nace desde el amor por el Señor y que, a su vez, lo incrementa. La diferencia principal entre *anubhāva* y *sāttvika-bhāva* es que la primera emerge de los estados de consciencia inferiores influidos por *rajas* y *tamas*, mientras que la segunda es una reacción que proviene de un corazón sáttvico, colmado de amor puro por Dios. Como mencionamos anteriormente, las *sāttvika-bhāvas* son ocho: *stambha* (estupefacción), *sveda* (sudor), *romāñca* (pelos de punta), *svara-bheda* (voz quebrantada), *vepathu* (temblor), *vaivarṇya* (palidez), *aśru* (lágrimas) y *pralaya* (desmayo).

Tipos de *bhakti-rasas*

De acuerdo con el vaishnavismo *gauḍīya*, la devoción por Dios es la única *rasa* y no puede provenir del plano material, sino que Kṛṣṇa mismo se la otorga al *bhakta*. Los seres humanos en ilusión desean encontrar amor en las relaciones con los demás, pero este anhelo puede ser realmente satisfecho solo en el Señor, que es *akhila-rasāmṛta-mūrti* o 'la manifestación misma de todas las melosidades'. Tal como lo declara este verso:

akhila-rasāmṛta-mūrtiḥ prasṛmara-
ruci-ruddha-tārakā-pāliḥ

kalita-śyāmā-lalito
rādhā-preyān vidhur jayati

> Kṛṣṇa, el destructor de todo sufrimiento y el otorgador de toda dicha, la manifestación misma de todas las melosidades, supera a todas las demás en gloria. Él subyuga a Tārakā y a Pālikā mediante la difusión de su belleza; él acepta a Śyāmalā y a Lalitā y a sus pares; y otorga placer a Rādhā mediante sus excelentes cualidades.
> (*Bhakti-rasāmṛta-sindhu*, 1.1.1)

Mientras que escritores anteriores restringieron la experiencia de *rasa* al ámbito teatral, Rūpa Gosvāmī la extiende a la vida entera porque *rasa* no es una simple experiencia estética temporal, sino la esencia culminante de una vida humana genuina.

Artistas ordinarios creen que es posible experimentar *rasa* escuchando poesía o viendo una obra teatral. Sin embargo, de acuerdo con Rūpa Gosvāmī, la afección por Kṛṣṇa (*kṛṣṇa-rati*) es esencial para la experiencia genuina de *rasa*. Explica que la cualidad de *bhakti-rasa* es *śuddha-sattva* (pura y luminosa), a diferencia de las *rasas* estéticas conformadas por las cualidades de la naturaleza (*sattva, rajas, tamas*). Por lo tanto, sostiene que hay una sola *rasa* verdadera: *bhakti-rasa,* que constituye la experiencia religiosa más elevada.

El *Bhakti-rasāmṛta-sindhu* se refiere a la *bhakti-rasa* de la siguiente manera:

vyatītya bhāvanā-vartma
yaś camat-kṛti-bhāra-bhūḥ
hṛdi sattvojjvale bāḍhaṁ
svadate sa raso mataḥ

Cuando uno trasciende el sendero de amor extático y se sitúa en la plataforma más elevada de bondad pura, se entiende que uno ha limpiado el corazón de toda contaminación material. En esa etapa pura de la vida, uno puede degustar este néctar, y esta capacidad de degustación se llama técnicamente *rasa* o 'melosidad trascendental'.
(*Bhakti-rasāmṛta-sindhu*, 2.5.132)

La transformación del *bhakti* en *bhakti-rasa* se produce al combinarse cierto *rati* con determinadas *vibhāvas*, *anubhāvas*, *sāttvika-bhāvas* y *vyabhicāri-bhāvas*, como explica este verso:

premādika sthāyi-bhāva sāmagrī-milane
kṛṣṇa-bhakti rasa-rūpe pāya pariṇāme
vibhāva, anubhāva, sāttvika, vyabhicārī
sthāyi-bhāva 'rasa' haya ei cāri mili'

Cuando las emociones permanentes [*sthāyi-bhāvas* como neutralidad, servidumbre, etc.] se mezclan con otros elementos, el amor por Dios se transforma en melosidad trascendental. Con la mezcla del estímulo (*vibhāva*), la reacción (*anubhāva*), la respuesta física (*sāttvika-bhāva*)

> y la emoción transitoria (*vyabhicāri-bhāva*), la disposición emocional permanente (*sthāyi-bhāva*) se transforma en una melosidad trascendental cada vez más gustosa.
>
> (*Caitanya-caritāmṛta*, «*Madhya-līlā*», 23.47-48)

El afecto permanente y básico hacia Dios se elevará hasta degustarse como *rasa* devocional. Este amor creciente ayuda al devoto a romper, una tras otra, las barreras que separan su naturaleza humana de la divina.

Mukhya-bhakti-rasa

Las *mukhya-bhakti-rasas* son melosidades correspondientes a las afecciones directas. Estas *rasas* se generan desde las cinco *mukhya-ratis*: *śanta-bhakti-rasa*, *vātsalya-bhakti-rasa*, *sakhya-bhakti-rasa*, *dāsya-bhakti-rasa* y *mādhurya-bhakti-rasa*. Cada una tiene sus respectivas *vibhāvas*, *anubhāvas*, *sāttvika-bhāvas* y *vyabhicāri-bhāvas*. Kṛṣṇadāsa Kavirāja Gosvāmi las menciona:

śānta, dāsya, sakhya, vātsalya, madhura-rasa nāma
kṛṣṇa-bhakti-rasa-madhye e pañca pradhāna

> Las melosidades trascendentales primarias experimentadas con Dios son cinco: *śānta*, *dāsya*, *sakhya*, *vātsalya* y *mādhurya-rāsa*.
>
> (*Caitanya-caritāmṛta*, «*Madhya-līlā*», 19.185)

1. *Śānta-bhakti-rasa* consiste en una devoción pacífica y tranquila hacia el Señor. El devoto está apto para desarrollar *śānta-bhakti-rasa* solo después de haber desarrollado indiferencia hacia los deseos de disfrute y placer.

śamo man-niṣṭhatā buddher
dama indriya-saṁyamaḥ
titikṣā duḥkha-sammarṣo
jihvopastha-jayo dhṛtiḥ

> *Śama* o *śānta-rasa* indica que la mente de uno está fija en meditar constantemente en mí (el Señor). *Dama* significa controlar los sentidos y no desviarse del servicio al Señor; *titikṣā* significa tolerar la infelicidad; *dhṛti* significa el completo control de la lengua y los genitales.
> (*Bhāgavata Purāṇa*, 11.19.36).

2. *Vātsalya-bhakti-rasa* o 'devoción paternal', cuya *vibhāva* es la infancia de Kṛṣṇa de uno a cinco años de edad, es una compasión (*anugraha*) que en general expresa un adulto hacia un menor. La compasión hacia el Señor es la emoción principal de *vātsalya-bhakti-rasa.*

3. *Sakhya-bhakti-rasa* o 'devoción fraternal', cuya *vibhāva* es la niñez de Kṛṣṇa, entre los cinco y diez años de edad.

4. *Dāsya-bhakti-rasa* o 'devoción afectiva de servidumbre', cuya *vibhāva* es la avanzada niñez y temprana adolescencia de Kṛṣṇa, entre los once a los dieciséis años de edad. La *dāsya-bhakti-rasa* consiste en un

gran afecto o *prīti* por el Señor. Aunque todas las *rasas* contienen *prīti*, se señala la servidumbre como la *prīti-rasa* porque el servicio es uno de los primeros síntomas del afecto hacia el Señor.

tyayopabhukta-srag-gandha-
vāso-'laṅkāra-carcitāḥ
ucchiṣṭa-bhojino dāsās
tava māyāṁ jayema hi

Simplemente decorándonos con las guirnaldas, los aceites fragantes, la ropa y los ornamentos que tú ya has disfrutado, y comiendo los restos de tus comidas, nosotros, tus sirvientes, ciertamente conquistamos tu energía ilusoria.

(*Bhāgavata Purāṇa*, 11.6.46)

Dāsya-bhakti-rasa se divide en *sambhrama-prīti* o 'servicio con reverencia y temor' y *gaurava-prīti* o 'servicio con una actitud respetuosa'. Los sirvientes del Señor pueden clasificarse en cuatro tipos: *adhikṛta-dāsas* son *devas* que han sido apoderados para determinados servicios en el mundo; *āśrita-dāsas* son devotos que han encontrado refugio bajo la protección del Señor; *pāriṣada-dāsas* son ministros que prestan servicio personal; y *anuga-dāsas* son seguidores íntimos del Señor en las ciudades Vraja y Dvārakā.

5. *Mādhurya-bhakti-rasa* o 'devoción conyugal', cuya *vibhāva* es la juventud de Kṛṣṇa desde los diecisiete años, es un tema muy confidencial que puede ser fácilmente

malinterpretado, por lo tanto, solo *bhaktas* más avanzados la estudian. Rūpa Gosvāmī la menciona brevemente en su *Bhakti-rasāmṛita-sindhu* y luego lo expone con más detalle en el *Ujjvala-nīlamaṇi*, que es un suplemento para devotos elevados. La *mādhurya-bhakti-rasa* es la más dulce de todas ya que alcanza el grado de mayor intimidad con Kṛṣṇa.

Gauṇa-bhakti-rasas

Las siete *gauṇa-bhakti-rasas* se originan en afecciones indirectas hacia el Señor. Se mencionan en el *Caitanya-caritāmṛta:*

hāsya, adbhuta, vīra, karuṇā, raudra, bībhatsa, bhaya
pañca-vidha-bhakte gauṇa sapta-rasa haya

> Además de las cinco melosidades directas, hay siete melosidades indirectas conocidas como humorística (*hāsya*), compasiva (*karuṇā*), furiosa (*raudra*), heroica (*vīra*), horrorosa (*bhaya*), aborrecible (*bībhatsa*) y maravillosa (*adbhuta*).
>
> (*Caitanya-caritāmṛta*, «*Madhya-līlā*», 19.187)

Accedemos a la *bhakti-rasa* solo al abandonar el drama privado. La iluminación no ocurre dentro de los muros del drama individual. Si permanecemos cerrados en nuestra limitada novela, no degustaremos la historia de la realidad. El *bhakta* renuncia a su cuento temporal para vivir en la dimensión eterna. El romance divino le acontece después de abrirse hacia lo genérico e impersonal.

Bhakti, por tanto, no es simplemente una *rasa* entre una gran variedad de sentimientos y emociones, sino que es una pasión devoradora (*prema*) que tiende a fusionar la estética y lo personal en una configuración totalmente nueva alrededor de un objeto privilegiado de adoración. Todo el canon de *rasas* se convierte en un recurso de la imaginación religiosa para transformar el mundo en un escenario donde el alma ya no es un mero espectador, sino el actor principal que actúa para la satisfacción de un testigo divino y suplica su intervención.

El arte y la religión

La *rasa* puede ser un fenómeno tanto artístico como religioso, porque el arte posee algo de lo religioso y la religión tiene algo del arte. El tema de las emociones nos lleva a tocar aquel delicado velo que existe entre el arte y la religión, entre el corazón y el alma, entre lo sentimental y lo espiritual.

El arte y la religión son simultáneamente similares y radicalmente diferentes. Su similitud radica en que ambos transcienden el plano material: sus expresiones a nivel físico son solo reflejos. Lo que pintan no está en el lienzo; lo que bailan no se encuentra en sus movimientos; lo que dicen no yace en sus palabras; lo que expresan no se escucha en su canto. Mediante lo físico, ambos se expresan desde planos lejanos. Las voces del artista y del religioso se escuchan en el museo y en la iglesia, respectivamente; sin embargo, ambos transmiten desde la distancia. Por otra parte, la diferencia entre ambos es la misma que existe entre la mente y el alma. Mozart está tan distante de Śaṅkara como el plano mental respira del espiritual. El arte puede ser muy sutil y abstracto, pero aún dentro de la atmósfera mental. La religión, por su parte, pertenece al más allá, al mundo espiritual, al alma.

Tanto las experiencias artísticas como las religiosas demandan renunciar a lo privado en aras de lo genérico. Al tocar lo universal, nacen tanto el arte como la religión; pero el arte llegará a ser religión solo si se aleja de los límites mentales. Arte es la expresión del contenido psicológico del artista en una obra; se vuelve religión cuando no se origina en la mente sino en el alma. El arte nace desde la mente, la religión desde el más allá. El arte puede alcanzar alturas sutiles y abstractas, pero continuará siendo mero arte mientras se limite a manifestar la subjetualidad del artista.

Religión es el arte que emerge desde una experiencia universal. Por muy sutiles que sean las creaciones del artista, emergen desde su psicología; por el contrario, seres religiosos transmiten lo que brota desde el silencio, desde el vacío. El artista nos da acceso a su pasado, pero el iluminado es una puerta al presente. El artista se expresa desde el ayer; el ser religioso, desde el ahora. El artista manifiesta su miseria; el santo, su dicha. El artista crea obras de arte mientras que el iluminado es en sí mismo su obra maestra.

El arte nace de un deseo o una necesidad de expresar, mientras que la experiencia religiosa es expresiva en sí misma. Si se priva al artista de su expresividad, se sentirá frustrado. Los artistas son los principales rebeldes si se coarta la libertad de expresión. Por el contrario, el iluminado no es esclavo del deseo o la necesidad, porque su expresión es natural y espontánea.

El arte permite al artista vaciarse de sus complejos psicológicos y apacigua su caos interior. En cambio, no hay conflictos que expulsar en la experiencia religiosa, que emerge desde el silencio y la paz. La existencia misma es creativa y se muestra en árboles, flores, animales y estrellas. Quien está en total armonía con la vida respira al unísono con ella y permite que esta fluya espontáneamente a través suyo.

Cuando la religión emana desde la mente, la llamamos «arte»; cuando el arte proviene del alma, lo llamamos «religión». Al identificarnos con lo físico, nuestros sentimientos son instintivos; desde nuestra mente, nuestras emociones ya no son ladridos, sino que pueden tomar la forma de canciones. Sin embargo, solo al situarnos en la esencia de lo que somos —en el alma— nace la religión. Desde esta gran vaciedad florece el arte divino, es decir, la religión.

Capítulo 7

El desarrollo del devoto

Las escrituras indican que a medida que el devoto se desarrolla en el sendero del bhakti su corazón se purifica y, por lo tanto, su devoción se intensifica. Rūpa Gosvāmī subdividió este proceso en tres etapas:

yaḥ kenāpy atibhāgyena
jāta-śraddho 'sya sevane
nātisakto na vairāgya-
bhāg asyām adhikāry asau

Quien posee la suprema fortuna de tener devoción fiel por el Señor, y no está ni demasiado apegado al mundo ni excesivamente desapegado de él, es un *adhikārī* o 'apto' para el *bhakti*.

(*Bhakti-rasāmṛta-sindhu,* 1.2.14)

uttamo madhyamaś ca
syāt kaniṣṭhaś ceti sa tridhā

Tales *adhikārīs*, o devotos 'aptos', se pueden clasificar en tres niveles: los más elevados, los intermedios y los novicios.

(*Bhakti-rasāmṛta-sindhu,* 1.2.16)

El devoto novicio

El devoto principiante se denomina *kaniṣṭhādhikārī*. El *Bhāgavata Purāṇa* señala:

arcāyām eva haraye
pūjāṁ yaḥ śraddhayehate
na tad-bhakteṣu cānyeṣu
sa bhaktaḥ prākṛtaḥ smṛtaḥ

Un devoto que adora con fe a las deidades en su forma adorable como las deidades en el templo, pero que no adora al Señor en la forma de sus devotos, se considera un *prākṛta-bhakta* o 'devoto materialista', que es el nivel más bajo.

(*Bhāgavata Purāṇa,* 11.2.47)

También Madhvācārya lo describe del siguiente modo:

arcāyām eva saṁsthitam
viṣṇum jñātvā tad-anyatra
naiva jānāti yaḥ pumān
ātmano bhakti-darpataḥ

> Un *kaniṣṭhādhikārī* no puede percibir la omnipresencia del Señor Viṣṇu y lo confina solo al templo. El culto ceremonial que realiza lo conduce a la arrogancia.
>
> (Madhvācārya)

En este nivel, la fe del devoto es débil, apoyada en escasos conocimientos sobre las escrituras. Su inclinación devocional proviene de motivaciones externas y superficiales; siente cierta atracción hacia la religión, las ceremonias y las deidades, pero no la suficiente como para establecer una vida devocional firme o aceptar con plenitud a un maestro espiritual. Su vida religiosa y su *sādhana* carecen de consistencia y estabilidad.

Los *kaniṣṭhādhikārīs* no suelen aceptar a santos e iluminados de otras tradiciones religiosas y desprecian toda sabiduría espiritual que no sea la propia. Por lo tanto, pueden cometer fácilmente ofensas hacia otras personas espirituales debido a su falta de discernimiento.

Los candidatos novicios pueden ser muy dogmáticos e incluso volverse extremistas y creer que todo aquel que piense diferente o no pertenezca a su organización está condenado al infierno. Muchos de ellos predican que solo su religión es auténtica, e incluso dentro de su credo piensan que su sendero es el único verdadero, y que dentro de su vía, solo su gurú es genuino. Esta actitud les lleva a derrochar mucho tiempo en largos debates con quienes creen o piensan diferente con el objeto de «salvarlos».

Dado que su atención se centra en lo aparente y superficial, los *kaniṣṭhādhikārīs* se dejan impresionar con facilidad por organizaciones que tienen muchos *aśrams* y templos o de gurús que poseen numerosos discípulos y escriben un gran número de libros.

El devoto intermedio

El candidato en esta etapa recibe el nombre de *madhyamādhikārī,* y este verso se refiere a este de la siguiente manera:

īśvare tad-adhīneṣu
bāliśeṣu dviṣatsu ca
prema-maitrī-kṛpopekṣā
yaḥ karoti sa madhyamaḥ

Un devoto del segundo tipo —llamado *madhyama* o 'intermedio'— ofrece su amor a Dios y es amigo sincero de todos los devotos del Señor; expresa misericordia hacia los ignorantes que son inocentes, y evita la asociación con quienes tienen envidia del Señor.

(*Bhāgavata Purāṇa,* 11.2.46)

Bhaktivinoda Ṭhakur también describe este tipo de devoto con las siguientes palabras:

kṛṣṇa-prema kṛṣṇa-bhakte maitrī-ācaraṇa
bāliśete kṛpā āra dveṣī-upekṣaṇa

karile madhyama-bhakta śuddha-bhakta hana
kṛṣṇa-nāmne adhikāra karena arjana

Aquel que siente amor por Kṛṣṇa, que es amable con los devotos, que es compasivo con los novicios y los ignorantes, y que evita la asociación con los envidiosos es un *madhyama-bhakta*, y [ya en esta etapa] es considerado un *śuddha-bhakta* o 'devoto puro'. Es apto para entonar el santo nombre de Kṛṣṇa.

(*Hari-nāma-cintāmaṇi*, 4.81-82)

El *madhyamādhikārī* puede pertenecer a tres categorías: *kaniṣṭha-madhyama*, *madhyama-madhyama* y *uttama-madhyama.*

1) El *kaniṣṭha-madhyamādhikārī* o 'devoto novicio-intermedio' es aquel que posee gran fe, pero escasos conocimientos de los libros sagrados; comienza a comprender que puede haber santos iluminados que pertenecen a otras religiones y que diferentes senderos son igualmente merecedores de respeto ya que conducen a un mismo Dios.

El *kaniṣṭha-madhyamādhikārī* pone mayor énfasis en las enseñanzas de su gurú porque su confianza en él es muy superior; aunque su devoción es más elevada, gran parte del apoyo devocional todavía proviene de inquietudes externas. Ha alcanzado mayor estabilidad y constancia en la *sādhana*, pero todavía no puede ser gurú porque, aunque sigue las enseñanzas de su maestro espiritual al pie de la letra, es incapaz de seguirlas también en espíritu.

2) El *madhyama-madhyamādhikārī* o 'el devoto intermedio-intermedio' está es una fase muy avanzada en la cual el candidato dedica su vida exclusivamente a la búsqueda espiritual. Incrementando su conocimiento de las escrituras de manera constante, está siempre recordando los pasatiempos de Kṛṣṇa y cantando el *mahā-mantra* con *rasa* o 'sabor'. Sus *anarthas* o 'impurezas' casi han desaparecido y solo quedan vestigios; está totalmente dedicado y ya no comete ofensas en absoluto.

Aunque no está realizado por completo, el *madhyama-madhyamādhikārī* puede guiar a otros devotos porque está en línea con su gurú.

3) El *uttama-madhyamādhikārī* o 'el devoto avanzado-intermedio' ha llegado al estado de autorrealización y es capaz de seguir con integridad el sendero del *bhakti*. Posee tanto conocimientos de los *śāstras* como fe inquebrantable. Entregado por completo a su maestro espiritual, ha experimentado quién es realmente su gurú y vive de acuerdo con su mensaje.

El devoto más elevado

El devoto *uttamādhikārī* es el más elevado y lleva a cabo *uttama-bhakti*, que es el servicio a Dios con una actitud favorable de amor y deseando solo al Señor. Rūpa Gosvāmī lo describe así:

anyābhilāṣitā-śūnyaṁ jñāna-karmādy-anāvṛtam
ānukūlyena kṛṣṇānuśīlanaṁ bhkatir uttamā

El *uttama-bhakti* es servicio dedicado a Kṛṣṇa que se rinde favorablemente, está libre del deseo de obtener beneficios personales y no está obstruido por el conocimiento intelectual (*jñāna*) o las acciones fruitivas (karma).

(*Bhakti-rasāmṛta-sindhu* 1.1.11)

tadādi-pañca-saṁskāri
navejyā-karma-kārakaḥ
artha-pañcakavid vipro
mahā-bhāgavataḥ smṛtaḥ

Una persona espiritual que ha dominado los cinco procesos de purificación (*pañca-saṁskāras*) mencionados con anterioridad, que está absorbida en las nueve actividades devocionales [culto de la deidad, mantra, yoga, *yajña*, oraciones, *nāma-saṅkīrtana*, servicio y adoración de los devotos y del Señor] y que entiende en profundidad el significado esotérico de estas diferentes actividades se conoce como un *mahā-bhāgavata* o 'un gran devoto del Señor'.

(*Padma Purāṇa* citado en *Bhakti-sandarbha* 198.12)

El *Bhāgavata Purāṇa* se refiere al *uttamādhikārī* de la siguiente manera:

śrī-harir uvāca
sarva-bhūteṣu yaḥ paśyed
bhagavad-bhāvam ātmanaḥ

bhūtāni bhagavaty ātmany
eṣa bhāgavatottamaḥ

Śrī Hari dijo: el devoto más avanzado (*uttama-bhāgavata*) ve a Dios, el Ser, en todas las cosas. Por lo tanto, él lo ve todo en relación con el Señor y comprende que todo lo existente se encuentra situado eternamente en Dios, el Ser.

(*Bhāgavata Purāṇa*, 11.2.45)

gṛhītvāpīndriyair arthān
yo na dveṣṭi na hṛṣyati
viṣṇor māyām idaṁ paśyan
sa vai bhāgavatottamaḥ

Aquel que ve todo este mundo material como la energía ilusoria (*māyā*) del Señor Viṣṇu —incluso mientras los sentidos continúan percibiendo los objetos— y que, por lo tanto, no siente ni apego ni odio hacia las cosas de este mundo es, en efecto, el mayor entre los devotos (*uttama-bhāgavata*).

(*Bhāgavata-purāṇa*, 11.2.48)

na kāma-karma-bījānām
yasya cetasi sambhavaḥ
vāsudevaika-nilayaḥ
sa vai bhāgavatottamaḥ

Aquel que ha tomado refugio exclusivamente en el Señor Vāsudeva, cuyo corazón está libre de las semillas de la lujuria y el karma, es considerado un *uttama-bhāgavata* (el devoto más elevado del Señor).

(*Bhāgavata Purāṇa*, 11.2.50)

na yasya janma-karmabhyām
na varṇāśrama-jātibhiḥ
sajjate 'sminn ahaṁ-bhāvo
dehe vai sa hareḥ priyaḥ

Aquel que está libre de identificaciones corporales, de orgullo por su buena estirpe, por sus actividades piadosas o por su posición exaltada en el *varnāśrama*, y que sirve al Señor con humildad, es conocido como un amado devoto del Señor.

(*Bhāgavata Purāṇa*, 11.2.51)

Un *uttamādhikārī*, también llamado *mahā-bhāgavata* o 'gran devoto del Señor', puede descender a la etapa de *madhyamādhikārī* para poder predicar y aceptar discípulos. De ese modo, desde el nivel *madhyama* puede adoptar la posición de *dīkṣā-guru* y así ayudar a otros.

El *uttama-bhakta* experimenta *rāga* o 'pasión intensa' por el Señor, similar al *rāgātmika* o la devoción espontánea de los moradores de Vraja por el Señor Kṛṣṇa. En el *Bhakti-rasāmṛta-sindhu*, *rāgātmika-bhakti* se define así:

iṣṭe svārasikī rāgaḥ
paramāviṣṭatā bhavet

tan-mayī yā bhaved bhaktiḥ
sātra rāgātmikoditā

El amor espontáneo por la deidad de elección debe ser completamente cautivador. En este caso, ese tipo de devoción se denomina *rāgātmikā-bhakti*.
(*Bhakti-rasāmṛta-sindhu*, 1.2.272)

En relación con el *rāgātmika-bhakti*, el *Caitanya-caritāmṛta* señala lo siguiente:

loka-dharma, veda-dharma, deha-dharma, karma
lajjā, dhairya, deha-sukha, ātma-sukha-marma
dustyaja ārya-patha, nija parijana
sva-jane karaye yata tāḍana-bhartsana
sarva-tyāga kari' kare kṛṣṇera bhajana
kṛṣṇa-sukha-hetu kare prema-sevana
ihāke kahiye kṛṣṇe dṛḍha anurāga
svaccha dhauta-vastre yaiche nāhi kona dāga
ataeva kāma-preme bahuta antara
kāma-andha-tamaḥ, prema-nirmala bhāskara
ataeva gopī-gaṇera nāhi kāma-gandha
kṛṣṇa-sukha lāgi mātra, kṛṣṇa se sambandha
ātma-sukha-duḥkhe gopīra nāhika vicāra
kṛṣṇa-sukha-hetuceṣṭa mano-vyavahāra
kṛṣṇa lagi' āra saba kare parityāga
kṛṣṇa-sukha-hetu kare śuddha anurāga

Las *gopīs* han abandonado las costumbres sociales, los mandatos de las escrituras, las exigencias corporales, las acciones fruitivas, la timidez, la paciencia, los placeres corporales, la complacencia de sí mismas y la senda del *varṇāśrama-dharma* —que es difícil de dejar—, así como a sus propios parientes y el castigo y reprimenda de estos, solo para servir al Señor Kṛṣṇa. Le ofrecieron servicio amoroso solo para complacerle.Esto se llama firme apego por el Señor Kṛṣṇa. Es puro, como un paño limpio sin manchas. Por tanto, lujuria y amor son totalmente diferentes. La lujuria es como la densa oscuridad, mientras que el amor es como el sol implacable. Así, no hay el menor indicio de lujuria en el amor de las *gopīs*. Su relación con Kṛṣṇa no tiene otro interés más que el disfrute de Kṛṣṇa. Las *gopīs* no dan importancia a sus propios placeres o sufrimientos. Todas sus actividades físicas y mentales tienen como única finalidad ofrecer disfrute al Señor Kṛṣṇa. Renunciaron a todo por el bien de Kṛṣṇa. Tienen apego puro por satisfacer a Kṛṣṇa.

(*Caitanya-caritāmṛta* «*Ādi-līlā*», 4.167-172, 174-175)

Asimismo, hay dos clases de *rāgātmika-bhakti*: *kāma-rūpā* y *sambandha-rūpā*, y las encontramos explicadas con claridad en el *Bhakti-rasāmṛta-sindhu*:

sā kāma-rūpā sambandha-
rūpā ceti bhaved dvidhā

> Existen dos tipos diferentes de *rāgātmika-bhakti*: uno está motivado por sentimientos conyugales o *kāma-rūpā*, y el otro por los sentimientos de otro tipo de relaciones o *sambandha-rūpā*.
>
> (*Bhakti-rasāmṛta-sindhu*, 1.2.273)

En el *uttamādhikārī*, el apego al Señor puede estar inspirado por dos tipos de sentimientos: *kāma-rūpā* o 'de carácter conyugal', que es la modalidad de amor romántico que las *gopīs* de Vrindavana experimentan por el Señor Kṛṣṇa, o *sambandha-rūpā* u 'otros tipos de relaciones', que es el amor por Kṛṣṇa que se manifiesta en los demás habitantes de Vrindavana. La devoción del *uttamādhikārī* es la más elevada en la plataforma dual del *saguṇa-bhakti*.

Capítulo 8

La evolución del *bhakti*

Rūpa Gosvāmī divide el *bhakti* en tres categorías: *sādhana-bhakti* o '*bhakti* en práctica', *bhāva-bhakti* o '*bhakti* en éxtasis' y *prema-bhakti* o '*bhakti* en amor puro por Dios'.

sā bhaktiḥ sādhanaṁ bhāvaḥ
premā ceti tridhoditā

Existen tres tipos diferentes de *bhakti*: *sādhana*, *bhāva* y *prema*.

(*Bhakti-rasāmṛta-sindhu*, 1.2.1)

Sādhana-bhakti o '*bhakti* en práctica'

Sādhana-bhakti consiste en ocupar nuestra mente y sentidos en el servicio a Dios, lo que conlleva la manifestación de *bhāva-bhakti*. *Sādhana-bhakti* puede dividirse en dos tipos, *vaidhī-bhakti* y *rāgānuga-bhakti*:

vaidhī rāgānugā ceti
sā dvidhā sādhanābhidhā

Existen dos clases de *sādhana-bhakti*: *vaidhī* y *rāgānugā*.
(*Bhakti-rasāmṛta-sindhu,* 1.2.5)

Vaidhī-bhakti es la *sādhana* ritualista motivada por la obediencia al gurú o a los *śāstras*.

yatra rāgānavāptatvāt
pravṛttir upajāyate
śāsanenaiva śāstrasya
sā vaidhī bhaktir ucyate

Cuando las acciones no dimanan de la experiencia de *rāga* (intensa atracción por el Señor), sino de las enseñanzas de las escrituras, el *bhakti* se llama *vaidhī-bhakti*.
(*Bhakti-rasāmṛta-sindhu,* 1.2.6)

Más adelante, en el mismo capítulo, Rūpa Gosvāmī afirma:

śāstroktayā prabalayā
tat-tan-maryādayānvitā
vaidhī bhaktir iyaṁ kaiścin
maryādā-mārga ucyate

El *vaidhī-bhakti*, regido por los reglamentos de las sagradas escrituras, también es denominado *maryādā-mārga* o 'el camino de las leyes o reglas' por algunos [maestros como Vallabhācārya].
(*Bhakti-rasāmṛta-sindhu,* 1.2.269)

En relación con el *vaidhī-bhakti*, la misma escritura trae a colación un verso del *Nārada-pañca-rātra*:

surarṣe vihitā śāstre
harim uddiśya yā kriyā
saiva bhaktir iti proktā
tayā bhaktiḥ parā bhavet

> ¡Oh, Devarṣi! Todas las actividades prescritas en las escrituras y relacionadas con el Señor se llaman *bhakti* [*vaidhī-bhakti*]. Mediante su ejecución, uno alcanza el *bhakti* más elevado [*prema-bhakti*].
>
> (*Bhakti-rasāmṛta-sindhu*, 1.2.13)

Rāgānuga-bhakti es la *sādhana* inspirada por los devotos que experimentan devoción espontánea por Dios, más conocidos como *rāgātmikā-bhaktas*, los asociados eternos del Señor. En los corazones de los *rāgānuga-bhaktas*, tarde o temprano se despertará el néctar del *rāgātmika-bhakti*, ya que siguen los pasos de quienes se asocian íntimamente con Kṛṣṇa.

rāgātmikā-bhakti-mukhyā vraja-vāsi-jane
tāra anugata bhaktira rāgānugā-nāme

> Los habitantes de Vrindavana, más que todos los demás, están espontáneamente apegados a Kṛṣṇa en *rāgātmikā-bhakti*. La devoción de los que siguen sus huellas se llama *rāgānuga-bhakti*.
>
> (*Caitanya-caritāmṛta* «*Madhya-līlā*», 22.108)

La devoción no puede aprenderse como las matemáticas o la geografía. El amor no se adquiere a través de la práctica de una técnica ni es el producto o el resultado de una *sādhana,* sino que se encuentra oculto y dormido en lo profundo de cada ser. Por lo tanto, es importante comprender el verdadero lugar y valor de la práctica espiritual.

A través de la *sādhana,* creamos las condiciones necesarias para el despertar de la devoción en nuestro corazón y preparamos las circunstancias para que el amor se manifieste en todo su esplendor.

Incluso el apego sentimental entre dos seres humanos precisa condiciones propicias. Las parejas buscan restaurantes y sitios románticos que les brinden la situación adecuada para incrementar su atracción emocional. Un muchacho probablemente no le ofrecerá matrimonio a su novia en un basurero maloliente. Asimismo, es muy difícil que la devoción se manifieste mientras nuestra actividad mental nos contamina con la envidia, los celos, los rencores o las ambiciones materiales. Mientras la mente persista en sus exigencias y demandas, tratando de controlar y manipularlo todo para satisfacer sus expectativas, continuaremos confundiendo el amor con la adicción emocional mundana.

La *sādhana* recomendada por nuestro maestro espiritual actúa como un poderoso purificador en el aspirante y lo libera de toda impureza. La *sādhana* nos capacita para convertirnos en receptáculos de la gracia, ya que Dios puede estar con nosotros solamente en la medida en que estemos capacitados para estar con él.

Bhāva-bhakti o '*bhakti* en éxtasis'

El término *bhāva* o 'sentimiento, emoción' espiritual proviene de la raíz sánscrita *bhu* que significa 'ser' o 'convertirse'. La *bhāva* constituye un estado de éxtasis.

Dios es amor, y como partes integrales de Dios que somos, nuestra esencia misma es amor. No obstante, aunque el amor divino o *prema* habita en lo más profundo de cada ser, yace solo en estado potencial en la mayoría de las personas.

Según Rūpa Gosvāmī, la *bhāva* puede revelarse en el corazón de dos maneras: a través de la práctica entusiasta o mediante la misericordia del Señor o sus devotos. En su *Bhakti-rasāmṛta-sindhu* (1.3.1), cita un verso del *Caitanya-caritāmṛta* para definir *bhāva*:

śuddha-sattva-viśeṣātmā
prema-sūryāṁśu-sāmya-bhāk
rucibhiś citta-māsṛṇya-
kṛd asau bhāva ucyate

> Cuando el *bhakti* alcanza el plano más elevado de *sattva* puro, es como un rayo de sol del amor. Entonces, la devoción ablanda el corazón con diversos sabores devocionales. Este estado se llama *bhāva*.
>
> (*Caitanya-caritāmṛta* «*Madhya-līlā*», 23.5)

La esencia de *bhāva* es *śuddha-sattva* o 'bondad pura', la potencia capaz de despertar nuestro amor dormido, que permite percibir emociones hacia Dios. El *sattva* puro se diferencia de la modalidad mundana de la bondad (*sattva*) en que no está mezclado con *rajas* ni *tamas*. *Śuddha-sattva-viśeṣātmā* o 'el plano distinguido de la bondad pura' surge cuando la potencia *śuddha-sattva* penetra en el corazón del *bhakta* mediante la gracia de un maestro espiritual iluminado.

Śuddha-sattva está compuesto por *saṁvit-śakti* (la potencia cognitiva u otorgadora de sabiduría) y *hlādinī-śakti* (la potencia devocional y gozosa). La función de *saṁvit-śakti* es otorgar la capacidad de percibir la divinidad, mientras que la de *hlādinī-śakti* consiste en conceder al *bhakta* la dicha del amor divino. Al combinarse las *śaktis saṁvit* y *hlādinī*, en el corazón del devoto se despierta *bhāva-bhakti* y se saborea el extático amor.

El *Bhāgavata-purāṇa* describe este proceso con exquisita belleza:

naṣṭa-prāyeṣv abhadreṣu
nityaṁ bhāgavata-sevayā
bhagavaty uttama-śloke
bhaktir bhavati naiṣṭhikī

> A través del servicio ininterrumpido a los santos, así como del constante estudio de las escrituras, se aniquilan nuestras inclinaciones demoníacas y, al mismo tiempo, se desarrolla devoción constante hacia Dios.
>
> (*Bhāgavata Purāṇa*, 1.2.18)

tadā rajas-tamo-bhāvāḥ
kāma-lobhādayaś ca ye
ceta etair anāviddhaṁ
sthitaṁ sattve prasīdati

Entonces, la mente deja de verse afectada por la codicia y la lujuria, que son productos de *rajas* y *tamas*, y se pacifica en *sattva*.

(*Bhāgavata Purāṇa*, 1.2.19)

evaṁ prasanna-manaso
bhagavad-bhakti-yogataḥ
bhagavat-tattva-vijñānaṁ
mukta-saṅgasya jāyate

De esta manera, la experiencia directa del Señor supremo se manifiesta en aquel cuya devoción hacia el Señor lo ha conducido a la serenidad mental y lo ha liberado de los apegos mundanos.

(*Bhāgavata Purāṇa*, 1.2.20)

bhidyate hṛdaya-granthiś
chidyante sarva-saṁśayāḥ
kṣīyante cāsya karmāṇi
dṛṣṭa evātmanīśvare

Cuando el Señor se revela en el alma, los nudos del corazón se desatan, las dudas desaparecen y llegan a su fin el karma acumulado y sus frutos.

(*Bhāgavata Purāṇa*, 1.2.21)

La aparición de *bhāva-bhakti* indica que se ha revelado el verdadero vínculo que ya existía eternamente entre el devoto y Dios.

Prema-bhakti o '*bhakti* en amor divino puro'

De madrugada, la luz que vemos es muy tenue, pero es el indicio de que pronto saldrá el sol. Esta luz del alba puede compararse a *bhāva*, y *prema* sería el sol mismo: la primera es el anuncio de la aparición del segundo. Ambos son idénticos cualitativamente pero diferentes en la intensidad de luz y calor. El sol del amor a Dios anuncia su presencia calentando nuestro corazón a través de uno de sus rayos, conocidos como *bhāva*.

En el *Caitanya-caritāmṛta* encontramos la definición de *prema*:

samyaṅ-masṛṇita-svānto
mamatvātiśayāṅkitaḥ
bhāvaḥ sa eva sāndrātmā
budhaiḥ premā nigadyate

> Cuando *bhāva* se intensifica y está dotada de un ilimitado sentimiento de ser poseído por el Señor, derrite por completo el corazón, y los eruditos le dan el nombre de *prema* (amor divino puro).
>
> (*Caitanya-caritāmṛta* «*Madhya*», 23.7)

En el *Bhakti-rasamrita-sindhu* se explican los orígenes del *prema-bhakti:*

bhāvottho 'ti-prasādotthaḥ
śrī-harer iti sa dvidhā

> Este *prema* por el Señor es de dos tipos: el que se origina en *bhāva* y el que proviene de la misericordia de Śrī Hari.
>
> (*Bhakti-rasāmṛta-sindhu*, 1.4.4)

No es cierto que las ceremonias sean solo para devotos principiantes y que los maestros iluminados no necesiten asistir. En las primeras etapas, el devoto participa por sentido del deber en los ritos prescritos, ya que así lo estipulan las sagradas escrituras o el gurú. Sin embargo, los rituales no están destinados solamente a los principiantes: los devotos puros siguen asistiendo a las *pūjās* pero solo por el disfrute trascendental que experimentan. Asimismo, los maestros *ācāryas*, que enseñan a través de su propio ejemplo, continúan inspirando a sus discípulos y seguidores a través de la ejecución de los *aṅgas* del *bhakti*.

No es tarea fácil satisfacer a un millonario con un regalo. Sin embargo, si logramos complacer a su hijo o a su nieto pequeño con una simple golosina, se sentirá muy deleitado. De la misma manera, el devoto puro es el amado hijo del Señor, y a través de él es muy fácil desarrollar una relación íntima y directa con el Señor.

El *prema-bhakti* no se encuentra ni en la austeridad ni en las escrituras sino en el corazón de los devotos del Señor, que han entregado por completo sus vidas a Dios. Solo si complacemos al devoto puro, Kṛṣṇa se siente satisfecho y, por eso, se revela el *prema-bhakti* en nuestro corazón.

Viśvanātha Cakravartī Ṭhakur señala que hay una sola manera de obtener *prema-bhakti*:

yasya prasādād bhagavat-prasādo
yasyāprasādān na gatiḥ kuto 'pi
dhyāyan stuvaṁs tasya yaśas tri-sandhyām
vande guroḥ śrī-caraṇāravindam

> Mediante la gracia del maestro espiritual, uno alcanza la gracia del Señor. Sin su gracia, uno no puede progresar. Por lo tanto, debo meditar y orar por su misericordia tres veces al día, y ofrecerle mis humildes reverencias a mi maestro espiritual.
>
> (*Śrī-guru-devāṣṭaka*, 8)

Así pues, es de primordial importancia que seamos capaces de reconocer a un auténtico devoto puro del Señor y valorar adecuadamente la oportunidad que nos brinda su cercanía. También el *Bhāgavata Purāṇa* lo afirma:

tulayāma lavenāpi
na svargaṁ nāpunar-bhavam
bhagavat-saṅgi-saṅgasya
martyānāṁ kim utāśiṣaḥ

> El valor de un momento de asociación con el devoto del Señor no puede ser comparado ni siquiera con ganarse el Paraíso o con liberarse

de las reencarnaciones; mucho menos con las bendiciones mundanas que buscan los seres mortales.

(*Bhāgavata Purāṇa,* 1.18.13)

Toda oportunidad de asociación con un auténtico *bhakta* debe aprovecharse ya sea para estudiar, cantar o simplemente permanecer juntos en silencio. Sin embargo, todo esto no son más que pretextos, pues lo importante es la asociación misma porque la devoción no se puede dar o quitar, pero sí se puede adquirir por contagio. Esto se confirma en este verso:

bhavāpavargo bhramato yadā bhavej
janasya tarhy acyuta sat-samāgamaḥ
sat-saṅgamo yarhi tadaiva sad-gatau
parāvareśe tvayi jāyate matiḥ

Cuando la vida material de un alma errante ha cesado, ¡oh, Acyuta!, puede obtener la asociación de devotos santos. Solo entonces, [mediante esta asociación] la devoción hacia ti se despertará en él, pues eres la verdadera meta y el Señor de todas las causas y sus efectos.

(*Bhāgavata Purāṇa,* 10.51.53)

Dado que el devoto puro bendice a los demás con su amor por Dios, él es para el *bhakta* nada menos que la divina gracia del Señor en forma humana. Tan solo encontrarnos en la presencia de un alma elevada puede liberarnos de la ilusión o *māyā*. Así lo establece el siguiente verso:

sādhūnāṁ sama-cittānāṁ
sutarāṁ mat-kṛtātmanām
darśanān no bhaved bandhaḥ
puṁso 'kṣṇoḥ savitur yathā

> Estar simplemente en presencia de un *sādhu* o 'santo' totalmente entregado a mí elimina la servidumbre material, al igual que la mera presencia del sol disipa la oscuridad de los ojos.
> (*Bhāgavata Purāṇa*, 10.10.41)

Para el *bhakti-yogī*, la asociación con un puro devoto realizado es esencial y constituye una de las razones principales para aceptar a un maestro espiritual, servirle y vivir en su presencia. Así lo afirma este verso:

'sādhu-saṅga', 'sādhu-saṅga'
sarva-śāstre kaya
lava-mātra sādhu-saṅge
sarva-siddhi haya

> El veredicto de todas las escrituras reveladas es que incluso un solo momento de asociación con un devoto puro trae consigo la consecución de todo éxito.
> (*Caitanya-caritāmṛta* «*Madhya-līlā*», 22.54)

El Señor contiene la semilla de la sabiduría y, en consecuencia, es el maestro espiritual original. Patañjali Maharṣi lo confirma:

tatra niratiśayaṁ sarva-jñatva-bījam

En él yace la semilla de la omnisciencia.

(*Yoga Sūtra,* 1.25)

sa eṣaḥ pūrveṣām api guruḥ kālenānavacchedāt

Dios es el gurú de los más antiguos gurús, el tiempo no lo limita.

(*Yoga Sūtra,* 1.26)

El mero conocimiento intelectual puede adquirirse desde el exterior; sin embargo, la sabiduría solo puede nacer en y desde las profundidades de uno mismo. Dios reside en lo más hondo de nuestro interior, donde yace la semilla de la sabiduría que florece desde y en la consciencia. La verdadera labor del maestro no es informar, sino estimular en el discípulo la comunión con el Señor, el primer gurú, que es el maestro atemporal y omnisciente. La experiencia de lo divino en nosotros trae consigo la revelación de que el maestro espiritual es el aspecto externo de Dios.

Capítulo 9

La devoción trascendental

En sus primeras etapas, el *bhakti* es de naturaleza dual y se llama *saguṇa* o 'con atributos'; consiste en una tríada (*tri-puṭī*) de amante, amado y devoción. Este *saguṇa-bhakti* está condicionado por los tres modos de la naturaleza que solo se trascienden al alcanzar las alturas de *nirguṇa-bhakti* o '*bhakti* sin atributos', que es una experiencia advaita-vedántica. El *Śvetāśvatara Upaniṣad* lo denomina *parā-bhakti* o 'la devoción trascendental':

yasya deve parā-bhaktiḥ
yathā deve tathā gurau
tasyaite kathitā hy arthāḥ
prakāśante mahātmanaḥ

> Aquel que posee amor transcendental hacia el Señor y hacia su maestro espiritual es realmente una gran alma. Las verdades que se explican a dicha persona le revelan su propio significado.
>
> (*Śvetāśvatara Upaniṣad*, 6.23)

Después de habernos purificado mediante las diferentes etapas del *saguṇa-bhakti*, el *parā-bhakti* se manifestará y la mente fluirá hacia lo divino de manera natural. Así lo vemos confirmado en este verso:

mad-guṇa-śruti-mātreṇa
mayi sarva-guhāśaye
mano-gatir avicchinnā
yathā gaṅgāmbhaso 'mbudhau
lakṣaṇaṁ bhakti-yogasya
nirguṇasya hy udāhṛtam
ahaituky avyavahitā
yā bhaktiḥ puruṣottame

El *nirguṇa-bhakti* se manifiesta cuando, por el simple hecho de escuchar las descripciones de mis cualidades [del Señor], la mente fluye con naturalidad sin motivación y sin obstáculos hacia mí, que resido en el corazón de todos, así como el agua del Gaṅgā fluye hacia el océano.

(*Bhāgavata Purāṇa*, 3.29.11-12).

sa eva bhakti-yogākhya
ātyantika udāhṛtaḥ
yenātivrajya tri-guṇaṁ
mad-bhāvāyopapadyate

Como he explicado, esto es, en efecto, llamado *bhakti-yoga*, el nivel más elevado mediante el cual, superando los tres modos de la naturaleza (*guṇas*),

> uno llega a mi propio estado trascendental [del Señor].
>
> (*Bhāgavata Purāṇa*, 3.29.14)

Si bien el culto parte de una supuesta división entre el devoto y Dios, en el apego del *bhakta* por Bhagavān en la experiencia de la omnipresencia divina, el *bhakti* coincide con el *jñāna*: solo Dios existe, porque su presencia yace tanto dentro como fuera de todo y de todos.

Los caminos espirituales pueden diferir, pero nos conducen al borde del mismo precipicio y el salto será el mismo para todos: desde el ego hacia el Todo, desde lo personal hacia lo universal, desde lo relativo hacia lo trascendental. En *El evangelio de Śrī Rāmakṛṣṇa* (Introducción de Swami Nikhilānanda) ello se narra de este modo:

> Él oscilaba con delicadeza de un lado al otro de la línea divisoria. La devoción extática a la Divina Madre se alternaba con la serena absorción en el océano de absoluta unidad. De este modo, él ha cruzado el abismo entre lo personal y lo impersonal, entre el aspecto de la realidad inmanente y el trascendente.

En sus comienzos, las direcciones que toman el *bhakti-yoga* y el *jñāna-yoga* parecen contradictorias entre sí. Sin embargo, ambos caminos se funden cuando se alcanzan las etapas más elevadas del *parā-bhakti*, como dos ríos que desembocan en el mismo océano divino de consciencia.

Tanto el *jñāna* como el *bhakti* nos conducen a la realización de nuestra auténtica naturaleza, conocida como *sat-cit-ānanda* o 'existencia, conocimiento y dicha absolutos'. El acercamiento del *bhakti* a la realidad última (*sat*) tiene lugar a través de *ānanda* o su aspecto de 'beatitud eterna y absoluta', mientras que el *jñāna* utiliza como puerta de entrada el *cit* o 'consciencia infinita trascendental'. No existe diferencia alguna entre ambos en el plano de lo absoluto, ya que de hecho solo constituyen diferentes aspectos de una misma realidad. El *Bhāgavata Purāṇa* lo explica de este modo:

tvaṁ vā idaṁ sad-asad īśa bhavāṁs tato 'nyo
māyā yad ātma-para-buddhir iyaṁ hy apārthā
yad yasya janma nidhanaṁ sthitir īkṣaṇaṁ ca
tad vai tad eva vasukālavad aṣṭi-tarvoḥ

¡Oh, Señor! Tú eres, en verdad, este [mundo], tanto su estado causal como manifiesto. Sin embargo, simultáneamente te mantienes distante de él. Aquel en quien coinciden el origen, la manifestación, la preservación y la disolución del universo debe ser, necesariamente, uno con él [es decir, con el universo]. Al igual que el árbol y su semilla, o la tierra burda y su elemento sutil, de la misma manera tú estás presente en todas las cosas como la sustancia de estas, sin verte afectado en absoluto por ningún cambio. Para quien esto percibe, cualquier conflicto entre mío y de los demás es una ilusión insensata.

(*Bhāgavata Purāṇa*, 7.9.31)

El *parā-bhakti* nos revela que Dios yace tanto dentro como fuera de todas las cosas y que, en realidad, aparte de Kṛṣṇa, no existe nada. Así lo señalan con claridad el *Śukla Yajur Veda* y el *Īśa Upaniṣad*:

oṁ īśāvāsyam idaṁ sarvaṁ
yat kiñ ca jagatyāṁ jagat
tena tyaktena bhuñjīthā
mā gṛdhaḥ kasya svid dhanam

> Aquí en este mundo, lo que se mueve, todo, está impregnado del Señor, cubierto por él. [Por lo tanto,] solo mediante la renuncia se disfrutan todas las cosas. No codicies la riqueza de otros.
> (*Śukla Yajur Veda,* 40.1.a e *Īśa Upaniṣad,* 1)

Por su parte, el *jñāna-yoga* explica, en el lenguaje del *advaita* o 'no dualidad', que solo el Ser **es**:

brahma satyaṁ jagan mithyā
jīvo brahmaiva nāparaḥ
anena vedyaṁ sac-chāstram
iti vedānta-ḍiṇḍimaḥ

> Brahman (lo absoluto) es real, este mundo es irreal y el alma individual (*jīva*) no es diferente de Brahman. Eso mediante lo cual se conoce esta verdad constituye la auténtica ciencia, la ciencia de las ciencias: así proclama el *vedānta.*
> (Śaṅkarācārya, *Brahma-jñānāvalī,* 18)

El *jñāna* nos conduce a la experiencia de que todo es ilusión y que la única realidad es el Ser bendito, mientras que la realización final del *bhakta* es que no hay nada fuera de Dios.

Maestros *jñānīs* que han experimentado la omnipresencia divina definen al *bhakti* como la consciencia de nuestra auténtica naturaleza. Por ejemplo, Śaṅkarācārya se refiere de este modo al *bhakti*:

mokṣa-kāraṇa-sāmagryām
bhaktir-eva garīyasī
sva-svarūpānusandhānam
bhaktir ity abhidhīyate
svātma-tattvānusandhānaṁ
bhaktir ity apare jaguḥ

> De todos los senderos que conducen a la liberación, el *bhakti* es el supremo. El *bhakti* es la contemplación continua de la propia naturaleza esencial. Otros dicen que *bhakti* es contemplar de manera constante la verdadera naturaleza de uno mismo.
>
> (*Viveka-cūḍāmaṇi*, 31-32a)

Para Śrī Ramaṇa Maharṣi, el gran santo *jñānī* de Arunachala, el *bhakti* no es más que conocerse a uno mismo. También agrega que amor es la experiencia de nuestra esencia o, dicho en sus propias palabras, la experiencia del Ser es solo amor, la cual consiste en ver solo el amor, escuchar solo amor, sentir solo amor, degustar solo amor y oler solamente amor, que es dicha.

A causa de un entendimiento superficial, algunos neovedantistas y devotos novicios consideran que el *bhakti* y el *jñāna* están en conflicto. Aunque el *bhakti-yoga* se califique como el sendero más sencillo, no debemos subestimar su importancia en nuestra *sādhana*. Los buscadores espirituales que crean que la vía de la devoción posee una dirección diferente del *jñāna* no podrán acceder al nectáreo océano de *ānanda*. Incluso Śaṅkarācārya, el gran exponente del *advaita vedānta*, fue un gran *bhakta* que adoró deidades y se dedicó a la peregrinación a templos y lugares sagrados; también fue un brillante compositor de inspiradores himnos devocionales; uno de los más renombrados es *Bhaja-govindam*, que comienza así:

bhaja govindaṁ bhaja govindaṁ
govindaṁ bhaja mūḍha-mate
samprāpte san-nihite kāle
na hi na hi rakṣati ḍukṛñ karaṇe

> Adorad a Govinda, adorad a Govinda, adorad a Govinda, ¡oh, confundidos! No serán las leyes ni las reglas gramaticales las que os salvarán en el momento de la muerte.
>
> (*Bhaja-govindam*, 1)

En su comentario al *Bhagavad-gītā* (11.54), Śaṅkarācārya define así el *ananya-bhakti* o 'devoción sin distracción': El *bhakti* que nunca busca ningún otro objeto excepto el Señor, y en virtud del cual no reconoce a través de los sentidos ningún otro objeto fuera de Vāsudeva.

En un proceso de empequeñecimiento, el devoto va disminuyendo ante la grandeza de Kṛṣṇa; por otro lado, en un movimiento inclusivo, el *jñānī* va expandiéndose hasta abrazarlo todo. El *bhakta* es como un pequeño gatito que confía en su madre y se entrega a su cuidado, mientras que el *jñānī* es como un monito que tiene que hacer el esfuerzo de amarrarse a su madre.

En sus primeros pasos, el *bhakta* espera relacionarse con Dios, mientras que el *jñānī* aspira a ser Dios. El devoto comienza su sendero con el anhelo de degustar Eso, mientras que el *jñānī* pretende ser Eso. El *bhakta* aspira a deleitar el dulce sabor de la miel, mientras que el *jñānī* anhela transformarse en la dulzura misma. Pero el *Taittirīya Upaniṣad* nos dice que la consciencia misma es *rasa*:

yad vai tat sukṛtam raso vai saḥ
rasaṁ hy evāyaṁ labdhvā ''nandī bhavati
ko hy evānyāt kaḥ prāṇyāt
yad eṣa ākāśa ānando na syāt
eṣa hy evānandayāti

> Esta [Verdad absoluta] es en esencia sabor divino (*rasa*) que, al alcanzarla uno se llena de dicha. ¿Quién podría respirar y vivir si no existiera este espacio supremo de dicha? En efecto, esto es lo que nos otorga dicha.
>
> (*Taittirīya Upaniṣad*, 2.7)

Kṛṣṇa se refiere al *jñānī-bhakta* como el más elevado porque ha experimentado su eterna unidad con Dios y, en consecuencia, no es diferente del Señor mismo:

teṣāṁ jñānī nitya-yukta
eka-bhaktir viśiṣyate
priyo hi jñānino 'ty arthaṁ
ahaṁ sa ca mama priyaḥ

De todos ellos, se destaca el *jñānī* que está siempre ocupado en *bhakti* constante y firme [enfocado], porque yo lo amo y él me ama.

(*Bhagavad-gītā*, 7.17)

Śaṅkarācārya dice en su comentario a este verso: El *bhakti* del *jñānī* y la contemplación que este experimenta son únicos, ya que él se ha dado cuenta de que no hay nada más que adorar. También escribe lo siguiente:

'mayi cānanya-yogena bhaktir avyabhicāriṇī'
mayi iti-- mayi iśvare ananya-yogena-- apṛthak-samadhinā
"na anyo bhagavato vāsudevāt paraḥ asti,
ataḥ sa eva naḥ gatiḥ"
ity evam niścitā avyabhicāriṇī budhiḥ ananya-yogaḥ
tena bhajanaṁ bhaktiḥ

Inquebrantable devoción por mí mediante *ananya-yoga* (el yoga de la no desviación) [Fin de la cita del *Bhagavad-gītā*]. *Mayi* [significa] 'a mí, al Señor'. *Ananya-yogena* [significa] 'sin nadie ni a nada más en la mente'. *Ananya-yoga* es una firme y resuelta convicción intelectual de que no hay

> ningún ser superior al Señor Vasudeva [ni otro Ser] y, por lo tanto, él es nuestro refugio final. *Bhakti* acompañado con esta [firme convicción] es uno de los medios de sabiduría.
>
> (*Śrīmad-bhagavad-gītā-bhāṣya* de Śrī Śaṅkarācārya, 13.11)

El *bhakti*, en su nivel supremo, trasciende la estructura religiosa. El *parā-bhakta* renuncia a todo esfuerzo y supera la necesidad de una denominación religiosa o de simbolismos externos como ceremonias, rituales, templos y deidades, aunque no necesariamente los abandona. Para él, no hay ningún lugar que no sea Vrindavana. El gran sabio de Pondicherry, Śrī Aurobindo, lo explica con las siguientes palabras:

> Cuando la adoración externa se interioriza, comienza el verdadero *bhakti*; eso profundiza la intensidad del amor divino y este amor conduce a la alegría de la cercanía de nuestras relaciones con lo divino; la alegría de la cercanía se convierte en la dicha de la unión. (*Síntesis del yoga*).

Amor es unión

En general, se considera que una persona religiosa es alguien que cree en Dios y tiene fe en un Ser superior. Sin embargo, muchos de nosotros hemos conocido a supuestos ateos con un comportamiento auténticamente religioso, y hemos observado a personas consideradas religiosas que se comportan como ateos. La auténtica religión no reside en la fe o la creencia en Dios, sino en el amor. El mandamiento de mi religión no es primero creer en Dios y luego amar, sino al revés, porque la única posibilidad de saber qué es Dios es amando. Por lo tanto, un religioso auténtico es inconfundible, pero no por sus atuendos, sino por su capacidad de amar. Aunque se dice que Dios es amor, en realidad, el amor es Dios y, en última instancia, un ser religioso es aquel que ama.

El amor es la unidad que yace en la base de la creación y es la esencia misma de la consciencia, de Brahman. Aquel que ama está en asociación con el Señor y, cuanto más intenso sea su amor, más íntima será su cercanía a Dios. Kṛṣṇa dice:

bhaktyā tv anayayā śakya
aham evaṁ-vidho 'rjuna
jñātuṁ draṣṭuṁ ca tattvena
praveṣṭuṁ ca parantapa

> ¡Oh, Arjuna, destructor de los enemigos! Solo mediante devoción íntegra es posible verme en esta forma real, conocerme y también penetrar en mí.
>
> (*Bhagavad-gītā*, 11.54)

Si el *bhakta* no logra renunciar a sus ideas, conceptos y conclusiones acerca del amor, su devoción no será más que un fenómeno mental. Pero si logra trascender la mente a través del sendero del corazón, el *bhakti* se manifestará en toda su pureza y esplendor como su propia presencia.

Cuando el devoto despierta a la realidad de que nada existe fuera de Dios, sabe que, así como Kṛṣṇa yace en todo y en todos, también reside en él mismo como su verdadera esencia. Ante esta realización, el fenómeno egoico desaparece y solo Dios queda.

Únicamente el olvido de lo privado permite la manifestación de lo universal, ya que el Todo no accede a expresarse en lo particular. El ego es un fenómeno social y pertenece a la masa, mientras que el amor florece en lo individual; el ego es falso, el amor es verdadero; el ego es miedoso, el amor valiente; el ego trata de poseer, el amor permite ser poseído; el ego es ilusorio, el amor es real. Por consiguiente, la presencia divina se manifiesta solo cuando nos olvidamos de nosotros mismos como fenómeno personal.

Desaparecemos en la medida que amamos, porque nuestro pequeño yo deja de ser lo más importante; nuestra vida deja de girar de modo egoísta en torno a nosotros mismos y es el otro quien ocupa el lugar central de nuestra atención. El amor nos enseña que nuestro propio beneficio e interés son insignificantes y, en cambio, vibramos con las alegrías del prójimo y nos entristecen sus penas, tal como explica Gottfried Leibniz (1646-1716): «Amar es encontrar en la felicidad de otro tu propia felicidad».

Así como el frío se dispersa con la aparición del calor o la oscuridad se disipa ante la luz, el ego no puede permanecer en presencia del amor porque ambos son incompatibles. El amor actúa como un poderoso ácido capaz de disolver la ilusión del ego y de esfumar todas las creencias que albergamos acerca de nosotros mismos. El amor significa la renuncia a aquel centro artificial denominado yo, tal como dijo el célebre filósofo y moralista suizo Henri Frederic Amiel (1821-1881): «El amor es el olvido del yo».

El amor que fluye hacia lo individual es un tipo de idolatría, pero aquel que ha abierto los ojos de la consciencia experimenta *akṛtrima-bhakti* (devoción auténtica, natural), *sahaja-bhakti* (devoción innata y espontánea) o *advaita-bhakti* (devoción no dual). Entonces, deja de verse atraído hacia las cualidades del prójimo para amar la divinidad que reside en él; ya no le seduce lo que otra persona posee, sino lo que esta realmente es. El despierto vive en la omnipresencia divina, por eso sabe que quien ama lo particular es porque encuentra allí lo universal. Lo afirma de este modo el sabio Yājñavalkya al instruir a su esposa Maitreyī:

ātmanas tu kāmāya sarvaṁ priyaṁ bhavati

Es por el Ser por lo que todo es amado.

(*Bṛhad-āraṇyaka Upaniṣad*, 2.4.5)

Ya que solo Dios es, no podemos amar nada que no sea lo divino. Aunque nuestro amor sea de carácter físico, mental o emocional, siempre estará dirigido a Dios. Al realizar su omnipresencia, nuestros límites desaparecen y sabemos que no hay amor que no sea por causa de Dios.

Sin embargo, la dualidad del amante y el amado es necesaria al principio porque es difícil que el amor florezca si no está dirigido a alguien. No obstante, si la separación entre los amantes permanece, su amor se enfriará y se irá esfumando gradualmente. Por el contrario, si los amantes se acercan más y más hasta que no quede distancia alguna entre ellos, el fuego de su amor se intensificará y fundirá todos los límites.

Al igual que en un romance, en las primeras etapas el devoto percibe el Señor como separado de él. Sin embargo, con la realización de la omnipresencia divina, el amor deja de ser la experiencia de un sujeto que se relaciona con un objeto.

Ya que el amante y el amado son interdependientes, toda división entre ellos desaparece cuando se trasciende la plataforma dual. En la medida en que se intensifica la experiencia del *bhakti*, todas las barreras desaparecen y, aunque Īśvara y el *bhakta* puedan parecer separados en la superficie, son uno en esencia.

El sendero del *bhakti* se inicia como un romance: escuchando y hablando acerca del amado. Luego vienen las emociones, el acercamiento y el apego hasta entablar una relación, y después florece desde lo más íntimo un profundo agradecimiento que solo puede expresarse en plegaria. Pero este rezo no es verbal, no es una serie de palabras expresadas a causa de la necesidad, el miedo o la codicia. La devoción nos transforma en una plegaria de alegría, felicidad, dicha y éxtasis, que se expresan a través de todo nuestro ser. Nuestros movimientos, nuestras miradas, nuestros pasos se transforman en un culto a la vida, a la existencia, a Dios. Entonces dejarás de ser alguien: no serás un devoto que ora, sino que solo quedará la presencia de una silenciosa oración extática de agradecimiento.

La adoración prenderá el fuego del amor y su calor derretirá el fenómeno egoico. Luego, en la medida en que se avive el fuego de la pasión divina, te esfumarás como devoto y solo quedará la pureza. Todo lo que comenzó se vuelve cenizas y lo eterno permanece rebosante de beatitud. En esta nada, el Ser bendito se revela a sí mismo, en sí mismo, como dicha absoluta. Solo la vacuidad permite la devoción subjetual: del Ser, por el Ser, en el Ser, desde y a través del Ser.

Capítulo 10

Religión

Al mirar a nuestro alrededor, vemos un mundo en constante transformación. Nos resulta difícil aceptar que la vida sea efímera y temporal, aunque percibamos que nuestro cuerpo pasa de la niñez a la juventud y sepamos que luego vendrá la madurez y, finalmente, la muerte.

La vida es inseguridad: en cierto momento podemos haber obtenido todo lo que deseábamos y, al siguiente, perderlo. El presente es impredecible, todo puede acontecer y todas las posibilidades están abiertas: salud y enfermedad, fortaleza y debilidad, apegos y odios, riqueza y pobreza, honor y humillación. Como una rueda que gira constantemente, unas veces la vida nos sitúa arriba y otras, abajo; hoy podemos estar en lo alto y mañana tocar fondo.

La inseguridad es la naturaleza intrínseca de la vida, así como el calor es la esencia del fuego y la humedad es la del agua. Por lo tanto, nuestra actitud ante la inseguridad determinará nuestra relación con la vida. Este miedo a la inestabilidad en la existencia constituye una de las principales fuerzas que nos mueven a actuar.

Sin embargo, al correr en pos de una sensación de seguridad, escapamos de la vida y, por ende, no percibimos lo vital. La seguridad es un tipo de muerte, porque solo en las tumbas del cementerio nada inesperado sucede. El temor a la incertidumbre nos priva de la vida.

El ser humano se desvía del sendero hacia la dicha cuando se rinde a la tentación de sentirse seguro y consolarse solo con un alivio psicológico temporal. El problema reside en el esfuerzo por alcanzar una **sensación** de seguridad que es meramente ilusoria. Por ejemplo, si nos asusta la soledad, contraeremos matrimonio para adquirir una sensación de compañía. Sin embargo, así como el mero hecho de sentirnos grandes pintores no nos convierte en talentosos artistas, ni creernos millonarios mejora nuestra situación económica, la pareja, los hijos o los nietos no nos garantizan compañía de por vida. Así pues, en lugar de vivir en un mundo real de hechos, nos movemos en una esfera teórica de ideas, sentimientos y emociones.

Además, incluso si logramos encontrar cierta sensación de seguridad psicológica en el dinero, en una casa propia, en el último modelo de automóvil o en la familia, tendremos que afrontar la rutina y el aburrimiento. Nos sentiremos seguros, pero moribundos y desconectados de la vida. Puesto que la seguridad ilusoria es incompatible con la experiencia de la realidad, nuestros esfuerzos por sentirnos seguros perturbarán nuestra indagación y nos impedirán explorar la vida.

No obstante, las personas siguen persiguiendo esta sensación de seguridad adoptando ciertos ideales, como el nacionalismo, el capitalismo, etc. Al final, hay quienes reconocen que el mundo no puede ofrecerles seguridad y buscan refugio incluso en la religión. Con promesas de una vida próspera en el Paraíso, las religiones tientan a aquellos que están dispuestos a adoptar cualquier doctrina —por más absurda o insensata que parezca— para calmar sus propios temores. Lo importante no son las creencias en sí mismas, sino el alivio que procuran a quienes buscan seguridad psicológica. Lamentablemente, quien se refugia en un sistema de creencias puede llegar a ser muy violento: basta con observar las guerras, torturas y crímenes cometidos en nombre de la religión a lo largo de la historia. Cuando se cuestiona a estos creyentes, suelen reaccionar agresivamente, con el fin de defender la sensación de seguridad que reciben de sus dogmas religiosos. El fanatismo no solo es la enfermedad de la religión, sino también el mayor peligro del *bhakti-yoga*.

El término *religión* denota, por lo general, un sistema de creencias con sus respectivos dogmas, teologías, instituciones, símbolos, ritos, tradiciones y clero. Comúnmente se considera religioso a todo aquel que profesa un determinado «-ismo». Sin embargo, no todos los creyentes fieles —ya sean judíos, cristianos, musulmanes o hindúes— buscan lo real. No todo aquel que asiste a una mezquita, templo, sinagoga o iglesia —cada viernes, sábado o domingo— está realmente interesado en la experiencia directa de Dios, como tampoco todo miembro de una organización religiosa aspira con sinceridad a la Verdad. Sin cuestionamiento e indagación, sus vidas no se verán afectadas de manera radical por ese tipo de pertenencia.

Si no la entendemos y la utilizamos correctamente, la religión puede convertirse en un serio obstáculo para la vida espiritual. Nuestras creencias y tradiciones pueden ocultar el hecho de que hemos abandonado por completo la búsqueda de la Verdad. El hecho de considerarnos creyentes puede disimular nuestra falta de devoción. De ese modo, a pesar de que creemos ser religiosos, tal vez somos meros «religiosistas» que, en lugar de buscar a Dios, intentamos huir de él.

La fe puede ser tanto un obstáculo como una ayuda en el sendero hacia Dios. La religión nos condiciona cuando se vuelve restrictiva y nos impide investigar o cuestionar con sinceridad. En este caso, terminamos aceptando ciegamente un credo y nos conformamos con una sensación de alivio y consuelo. Por otra parte, la fe puede asistirnos si está acompañada del arte de la búsqueda y del verdadero espíritu religioso.

La búsqueda espiritual

Toda búsqueda que esté motivada por la necesidad de seguridad se reducirá tan solo a un intento de encontrar consuelo. Y, puesto que lo buscado ya está registrado en nuestra memoria, este proceso nos lleva a proyectar nuestro pasado y evadir el presente. Este tipo de «búsqueda» nunca puede conducir a descubrimiento alguno, sino solo a la identificación de lo que esperamos encontrar.

Sin embargo, no todos buscan seguridad; hay quienes, al percibir que el mundo cambia, comienzan a cuestionar su existencia. La naturaleza pasajera de la vida los induce a preguntarse si existirá algo permanente más allá de este mundo fluctuante de altos y bajos, de felicidad y tristeza, de risas y llantos. ¡Bienaventurados los valientes confundidos de la vida, porque en ellos nacerá la aspiración a indagar!

Quienes aceptan la inseguridad y se entregan por completo a lo desconocido abrazan la vida; su búsqueda espiritual los conducirá a la verdadera revelación del misterio. Aunque la semilla divina yazca en lo profundo de todos y cada uno de nosotros, no podrá germinar si no se fertiliza con la aspiración a la Verdad. El deseo por lo auténtico constituye el factor determinante para su revelación.

Cuanto más intensa sea nuestra sed, mayor será la posibilidad de que la Verdad se revele en nuestro interior. Si bien pocas personas experimentan a Dios, son menos aún los bendecidos con un sincero anhelo por él. Por esta razón, el *bhakti-yogī* ansía más desear la Verdad que experimentarla y considera que la gracia genuina no es la experiencia de Dios, sino la aspiración por él en lo profundo del corazón. El *Bhagavad-gītā* postula:

tad viddhi praṇipātena
paripraśnena sevayā
upadekṣyanti te jñānaṁ
jñāninas tattva-darśinaḥ

Sabe que al acercarse a los conocedores mediante humilde exploración y servicio, ellos, que han

visto la Verdad, te enseñarán la sabiduría.
(*Bhagavad-gītā*, 4.34)

El *Gītā* se refiere a dos desempeños clave del discípulo: servir y explorar. Es decir, el discipulado consiste no solo en servir, sino también en preguntar e investigar. Un verdadero discípulo es una persona religiosa que vive en la búsqueda constante de la Verdad.

El estudiante ordinario tiene preguntas e invierte su energía en encontrar al gurú que se las responda. Pero el auténtico aspirante espiritual se cuestiona incluso sus propias dudas y se gesta como discípulo cuando comienza a investigar sinceramente; en el momento que esté capacitado, su maestro aparecerá y lo reconocerá aunque no podrá saber si es fidedigno, porque solo un iluminado puede reconocer a otro, así como solo un médico puede identificar a un buen doctor.

El hombre de religión es un incansable buscador, un investigador, un examinador, un científico de lo subjetual y, por lo tanto, un ser de atención. El verdadero inicio de la vida espiritual está marcado por la exploración de lo real que transciende a lo efímero. El cuestionamiento es la llamada a la meditación.

La lógica de la mente indica que, antes de amar algo, es necesario conocerlo. Pero el corazón sabe que solo amando es posible conocer de verdad. Si estudiamos botánica, poseeremos información sobre las flores, pero solo si las amamos conoceremos la esencia de un lirio o de una rosa. Si nos graduamos en zoología, obtendremos conocimiento acerca de los animales, pero solo al amarlos apreciaremos la naturaleza de un perro o un gato.

El cartero conoce nuestra dirección, el tendero nuestro nombre, el mecánico nuestro auto... Sin embargo, solo quien nos ama nos conoce realmente: comprende nuestros gestos, identifica nuestros estados de ánimo, percibe nuestra presencia, perfume y energía. De manera similar, hay quien se conforma con conocer «la dirección y el nombre» de Dios, pero quien desee conocerlo profundamente deberá cultivar el verdadero *bhakti*. Así lo indica este verso:

bhaktyā tv ananyayā śakya
aham evaṁ-vidho 'rjuna
jñātuṁ draṣṭuṁ ca tattvena
praveṣṭuṁ ca parantapa

> ¡Oh, Arjuna, destructor de los enemigos! Solo a través del amor es posible conocerme, verme en realidad y entrar en mí.
>
> (*Bhagavad-gītā*, 11.54)

Según el *bhakti-yoga*, la ignorancia no es falta de información, sino incapacidad de amar, ya que es posible saber solo en la medida en que se ama. El *bhakti-yogī* comprende que quien adquiera amplios conocimientos será una simple persona instruida, pero el sabio solo se revelará en aquel que ama. A medida que investiga, sus hallazgos se van transformando en amor; por consiguiente, el *bhakti-yogī* no es un erudito en religión, sino un amante de la vida y la existencia; en ese amor, encuentra a Dios.

En *El Evangelio de Śrī Rāmakṛṣṇa*, leemos las siguientes palabras del gran maestro:

> M.: Cuando uno ve a Dios, ¿lo ve con sus propios ojos?.
> Śrī Rāmakṛṣṇa: No es posible ver a Dios con estos ojos físicos. En el transcurso de la disciplina espiritual, uno recibe un «cuerpo hecho de amor», y se ve dotado de «ojos de amor», «oídos de amor», y así sucesivamente. Uno ve a Dios con esos «ojos de amor»; uno escucha la voz de Dios con esos «oídos de amor». Incluso uno obtiene un «órgano sexual de amor» —el Sr. M. se echó a reír al oír estas palabras, pero el maestro continuó impasible—. Con este «cuerpo de amor», el alma entra en comunión con Dios.
> M. recuperó la seriedad.
> Śrī Rāmakṛṣṇa: Pero esto no es posible sin un amor intenso por Dios. Cuando uno ama a Dios con gran intensidad, no ve sino a Dios en todos lados. Es como una persona enferma de ictericia, que ve todo amarillo. Entonces uno siente: «Soy verdaderamente él». Un borracho muy ebrio dice: «¡De veras soy Kālī!». Las *gopīs*, intoxicadas con amor, exclamaban: «¡Soy verdaderamente Kṛṣṇa!». Una persona que piensa en Dios día y noche lo ve en todos lados. Es como alguien que, después de haber fijado su mirada en una llama durante cierto lapso de tiempo, ve la llama por todas partes.

La religión del *bhakti-yoga*

La fe es una llave capaz de abrir o cerrar puertas y, por consiguiente, puede tanto ayudar a trascender la ignorancia como encerrarnos en la ceguera del fanatismo. De acuerdo con el uso que le demos, un sistema de creencias puede conducirnos a la libertad o al condicionamiento. En ese sentido, la guía de un auténtico maestro espiritual resulta imprescindible para aprender a trabajar adecuadamente con las doctrinas religiosas.

śrī-yadur uvāca
kuto buddhir iyaṁ brahmann
akartuḥ su-viśāradā
yām āsādya bhavāl lokaṁ
vidvāṁś carati bāla-vat

> Śrī Yadu dijo: «¡Oh, *brāhmaṇa*! Tú no te dedicas a ninguna práctica religiosa. Entonces, ¿de dónde has adquirido esta gran sabiduría mediante la cual viajas libremente por el mundo comportándote como si fueras un niño? ».
>
> (*Bhāgavata Purāṇa,* 11.7.26)

El *bhakti-yoga* es un sendero muy ligado al fenómeno religioso, pero no está necesariamente conectado con las religiones. Dado que la sociedad otorga un carácter social a la religión, ha logrado alterarla, contaminarla con la política y despojarla de toda espiritualidad.

La institución religiosa como ente físico puede ser de gran ayuda siempre que proporcione un marco para el desarrollo espiritual. Puesto que la sociedad requiere cierto orden, no es problemático establecer una institución religiosa, darle un nombre y consagrar un edificio para sus adeptos. Sin embargo, el aspecto físico de la religión solo beneficiará a sus adherentes si constituye un simple medio para facilitar su evolución. El verdadero inconveniente surge cuando deja de ser un medio y se convierte en un fin en sí mismo; sus miembros comienzan a percibir la vida y el mundo distorsionados a través del prisma de su propio grupo religioso. Esta institucionalización psicológica los arrastra a la necedad y al fanatismo. Por este motivo, el *bhakti-yoga* acepta el establecimiento de instituciones siempre y cuando la religión no se institucionalice internamente en lo profundo de cada uno de sus adeptos.

Un auténtico hombre de religión no desarrolla egoísmo religioso, ni declara ningún tipo de monopolio espiritual. Tampoco se proclama el elegido de Dios o el único poseedor de la Verdad, una declaración que solo puede conducir a ofensas, odios, persecuciones, rencores, divisiones, guerras y derramamientos de sangre en nombre de la religión. El *bhakti-yogī* debe evitar la peligrosa aberración espiritual del fanatismo eliminando las actitudes despectivas y ofensivas hacia los caminos que se basan en teologías y liturgias diferentes.

La religión *sanātana-dharma* se mantiene abierta hacia toda sabiduría, sin importar de qué santo o religión proceda, tal como señala el *Ṛg Veda*:

ā no bhadrāḥ kratavo yantu viśvataḥ

Que la inspiración auspiciosa venga a nosotros desde todas direcciones.

(*Ṛg Veda,* I.89.a)

prāmāṇya-buddhir vedeṣu
sādhanānām-anekata
upāsyānām-aniyamaḥ
etad dharmasya lakṣaṇam

Los Vedas son vistos como el libro de testimonio. Hay muchos métodos diferentes de adoración [*sādhanas*]; no hay una regla fija [obligatoria] para la adoración. Estas son las características del *dharma.*

(*Śrī Lokamānya Tilak*)

El hinduismo no es sectario; las sagradas escrituras no se dirigen a una clase determinada de seres humanos, sino a todos los hombres en todas las épocas y lugares. El sagrado Veda es lo suficientemente amplio como para ofrecer un techo común a cualquier experiencia religiosa auténtica, tal como afirma este verso:

anantā vai vedāḥ

Los Vedas son ciertamente infinitos.

(*Taittirīya Brāhmaṇa,* 3.10.46)

A diferencia de muchas religiones que se basan en un

libro, los fundamentos del *sanātana-dharma* no se apoyan en escrito alguno, sino en la experiencia trascendental de los *ṛṣis* védicos, algo que subraya, obviamente, su naturaleza individual. El *viśva-dharma* es una religión universal que comprende que santos de diferentes caminos espirituales son igualmente genuinos y han llegado a la misma Verdad, aunque cada uno haya tratado de transmitirla de acuerdo con su individualidad, adaptándose a su época, idioma y cultura.

El ser religioso no se condiciona mediante un sistema de creencias, sino que lo utiliza como un medio de liberación de cualquier condicionamiento. De esta manera, el *bhakti-yogī* adopta conscientemente un credo como herramienta para acceder al misterio.

El hombre de religión

Lamentablemente, la gran mayoría de los seres humanos sufren de sonambulismo. Tanto sus creencias como su ateísmo se proyectan desde sus sueños. Todo «-ismo» que se desarrolla en el mundo de nuestros sueños proporciona meramente consuelo y tranquilidad para continuar durmiendo. Por el contrario, la verdadera religión nos despierta.

Nuestras experiencias en el estado de vigilia no son más que proyecciones mentales. Lo que llamamos «realidad» no es sino un sueño más prolongado que, si bien experimentamos con los ojos abiertos, no difiere en esencia de nuestra experiencia onírica. En lugar de observar, proyectamos lo conocido sobre lo observado y terminamos soñando despiertos.

En relación con este tema, hay un bellísimo cuento hindú que escuché de mi maestro: «Un hombre de edad avanzada yacía profundamente dormido a un costado de la acera. La gente del barrio y los lugareños lo llamaban "el dormilón" porque llevaba durmiendo más de cincuenta años. Todos se preguntaban, sin encontrar respuesta, la razón de tan largo sueño. Fue el más anciano del pueblo quien un día dijo: "¡Señores! ¡Yo sé la razón! El dormilón no despierta simplemente porque en su dormir sueña que está despierto"».

El ser humano se sueña a sí mismo despierto; es lo que sueña ser. El *bhakti-yogī* es un ser religioso, pero no es adepto a un Dios proyectado desde sus sueños, sino que se entrega al Dios viviente.

El *bhakti-yogī* es, ante todo, un ser de vigilancia, porque la atención acompaña siempre al amor. En la medida en que amamos, nuestra atención se manifiesta espontáneamente sin ningún esfuerzo por nuestra parte. El amor nos despierta a la vida porque, mientras más atentos, más vivos estamos. El amor conduce a la vida, la cual es Dios.

Nuestra falta de observación nos vuelve sonámbulos y nos insta a vivir irreligiosamente. En cambio, el auténtico *bhakti-yogī* es un ser de consciencia porque permanecer atento y meditativo son cualidades esenciales para acceder a la realidad.

Consciencia significa observar lo que es tal como es, sin interpretar, sin proyectar sobre lo observado nuestro contenido mental de ideas, conceptos y conclusiones.

En la medida en que la atención se vaya agudizando, seremos capaces de observar fenómenos de mayor sutileza.

Las creencias, las ceremonias y las escrituras preparan las condiciones indispensables, pero, en última instancia, nadie ni nada externo puede ayudarnos a desarrollar mayor consciencia. El maestro espiritual solo puede abrir nuestros ojos con la antorcha de la sabiduría, pero no puede ver en nuestro lugar. La observación únicamente puede ser aprendida de y en uno mismo.

Nuestros primeros pasos en el sendero del *bhakti* irán acompañados por la noción de un Dios creador, separado de nosotros, que habita en el Paraíso. Mientras percibamos nuestra existencia como una realidad objetual en el tiempo y el espacio, necesariamente nos relacionaremos con un Dios personal. Sin embargo, en la etapa más elevada despertamos a la realidad de que Dios no es alguien o algo, sino todos y todo. Dios no existe, sino que es la existencia misma, y la existencia misma es Dios. Dios es la Verdad absoluta; es la vida y lo único que realmente es.

Glosario sánscrito

A

Ācāra: comportamiento, conducta.

Ācārya: se refiere a un aspecto especial del gurú o maestro espiritual, especialmente el que otorga al estudiante el cordón sagrado y lo instruye en los Vedas, las leyes del sacrificio y los misterios religiosos. En la terminología *vaiṣṇava* se usa como título para un maestro espiritual que enseña a través de su propio ejemplo y que determina el modelo religioso apropiado para todos los seres humanos.

Advaita: 'no dos', sinónimo de 'no dualidad'. Más que una filosofía, se trata de la experiencia del hecho que no existe separación alguna entre sujeto y objeto, entre un yo y el Todo.

Ahaṅkāra: ego.

Alaṅkāra: ornamentos en la retórica clásica sánscrita, de sentido o sonido.

Ānanda: felicidad absoluta trascendental, dicha.

Aṅgas: miembros.

Ānukūlyasya saṅkalpa: una resolución de algo favorable para el desarrollo de la devoción a Dios.

Arcana: adoración.

Āśrama: ermita o comunidad espiritual.

Ātma: el Ser.

Ātma-nivedana: entrega absoluta a la divinidad.

Ātma-sākṣātkāra: realización del Ser.

Ātma-śakti: el poder del Ser.

Avadhūta: *mahātmā* (gran alma), dícese de un alma muy desarrollada espiritualmente.

Avidyā: ignorancia.

Āyāma: extensión y restricción.

B

Bali: ofrecimiento.

Bhagavad-gītā: 'La canción de Dios'. El texto más esencial y más extensamente aceptado por todas las filosofías y senderos del *sanātana-dharma*. En una conversación entre el Señor Kṛṣṇa y su discípulo Arjuna. En el campo de batalla de Kurukṣetra, Kṛṣṇa explica la esencia de la *sādhana* y del conocimiento espiritual.

Bhagavān: aspecto personal de Dios.

Bhāgavata Purāṇa: también llamado *Śrīmad Bhāgavatam*. Una obra de dieciocho mil versos compilados por el sabio Vyāsa. El más famoso, hermoso y poético de los dieciocho *mahā-purāṇas*.

Bhajana: adoración usada a veces para denominar la entonación de cánticos de adoración a lo divino.

Bhakta: un devoto.

Bhakti: devoción, amor.

Bhakti-yoga: el yoga de la devoción. Un proceso de unión con lo divino por medio del desarrollo de amor a Dios y su adoración.

Bhāratavarṣa: el nombre de la antigua India védica.

Bhoga: materialismo.

Brahman: la Consciencia suprema y absoluta.

Brahma-vidyā: conocimiento del Ser.

C

Caitanya-caritāmṛta: biografía de Śrī Caitanya escrita por Kṛṣṇadās Kavirāj Gosvāmī.

Chāndogya Upaniṣad: uno de los diez *upaniṣads* más antiguos y autoritativos.

D

Dakṣiṇācāra: conducta correcta.

Darśana: literalmente 'visión'.

Dāsya: servicio con actitud devocional.

Devanāgarī: el alfabeto sánscrito (la escritura de los dioses).

Devarṣi Nārada: el *ṛṣi* celestial. Uno de los más grandes devotos del Señor Viṣṇu.

Devas: dioses.

Devī: la Madre Divina.

Dharma: ley, religión, deber, moral. Literalmente, 'aquel que está establecido'.

Dhyāna: meditación. La séptima etapa en *aṣṭāṅga-yoga*.

Dīkṣā: iniciación.

Divya: divino.

Divya-deva-sevana: servicio a lo divino.

G

Gaṇeśa: el Dios con cabeza de elefante, aquel que elimina los obstáculos.

Garga Muni: maestro espiritual del Señor Kṛṣṇa.

Gopīs: las pastorcillas de vacas de Vrindavana, las amantes divinas de Śrī Kṛṣṇa.

Goptṛtve varaṇa: aceptación del Señor como nuestro único sostenedor.

Gosvāmī: amo de los sentidos. Aquel que posee completo control sobre sus sentidos. Es utilizado además como un título honorífico.

Guṇa: cualidad o modo.

Guru: literalmente 'pesado' o 'grande', maestro y guía espiritual del hinduismo.

H

Havana: invocación, también es el acto ofrecimiento de oblaciones en el fuego sacrificial.

Hiraṇyagarbha: la mente cósmica.

I

Iṣṭa-devatā: una forma de Dios elegida individualmente para la adoración y la devoción.

Īśvara: el Controlador supremo.

Ī*śvara-praṇidhāna*: entrega a Dios.

J

Japa: repetición de los nombres sagrados o mantras.

Jñāna: conocimiento.

Jñāna-yoga: el yoga del conocimiento.

K

Karma: acción.

Karma-yoga: el yoga de la acción.

Kīrtana: cántico de los nombres y las glorias del Señor.

Kṛṣṇa: unos de los *avatāras* del Señor Viṣṇu.

M

Mādhyamā: medio.

Mahābhārata: La gran epopeya que narra el desarrollo del conflicto real que lleva a una enorme guerra. Incluye el *Bhagavad-gītā*. fue compilado por Śrīla Vyāsadeva, y se conoce a veces como el quinto Veda.

Mahā-mantra: el gran mantra —*Hare Kṛṣṇa Hare Kṛṣṇa Kṛṣṇa Kṛṣṇa Hare Hare Hare Rāma Hare Rāma Rāma Rāma Hare Hare*.

Maṅgala-ārati: adoración matutina de la deidad.

Maṅgalācaraṇa: invocación auspiciosa.

Mantra: una fórmula sagrada o un texto místico.

Māyā: el poder de la ilusión.

Mokṣa: liberación.

Mṛdaṅga: tambor de dos cabezas, tocado en la música clásica del sur de India.

P

Pāda-sevana: rendir servicio a los pies.

Pañca-aṅga-sevana: el *sevā* (servicio) de los cinco miembros.

Pañca-tattva: cinco principios.

Para-anurakti: amor supremo.

Paramparā: linaje guru-discípulo.

Patañjali Maharṣi: el recopilador del *Yoga Sūtra*.

Prema: amor divino.

Purāṇas: escrituras sagradas que revelan el mensaje védico y sus valores de una manera simple, sobre todo por medio de historias tradicionales sobre santos, reyes y grandes devotos.

Puruṣa: el Ser supremo o el espíritu interno.

R

Rāga: atracción o humor, usado generalmente para indicar los modos melódicos de la música clásica hindú.

Rajo-guṇa o rajas: la modalidad de la pasión. Una de las tres *guṇas* o 'modalidades de la naturaleza'.

Ṛg Veda: uno de los cuatro Vedas.

Ṛṣi: un veedor, el sabio autorrealizado.

S

Śabda-brahman: la palabra divina eterna (los Vedas).

Sādhana: práctica espiritual.

Sādhu-saṅga: asociación con personas santas.

Sakhya: amistad.

Śakti: poder.

Samādhi: unión completa con lo divino. El último de los ocho pasos del *aṣṭaṅga-yoga*.

Sanātana-dharma: literalmente 'la religión eterna', el hinduismo.

Sanatkumāra: uno de los hijos de Brahmā.

Śaṅkarācārya: el principal exponente de la escuela de filosofía *advaita vedānta*.

Saṅkīrtana: cantar y glorificar a Dios.

Śaraṇāgāti: literalmente 'tomar refugio', entrega al Ser.

Śāstra: escritura.

Satsaṅga: asociación con la Verdad.

Sattva-guṇa: el modo de la bondad y la claridad.

Sevā: servicio.

Śloka: verso.

Śravaṇa: que escucha; oyendo.

Śrīmad Bhāgavatam: ver *Bhāgavata Purāṇa*.

Śuddha-bhakti: devoción pura.

Svādhyāya: estudio de las escrituras, uno de los *niyamas*.

Swami: (en sánscrito *Swāmī*) aquel que ha tomado la orden de vida renunciante.

T

Tamo-guṇa o *tamas*: el modo de la oscuridad o la ignorancia. Una de las tres *guṇas*, modos de la naturaleza.

Tattva-bodha: nombre de un tratado escrito por Śaṅkarācārya.

V

Vaidika-dharma: religión védica, hinduismo.

Vaikuṇṭha-loka: un plano del mundo espiritual, la morada del Señor Nārāyaṇa.

Vaishnavismo: línea religiosa dentro del hinduismo que se centra en la adoración al Señor Viṣṇu.

Vedānta: Literalmente, 'la finalización de los Vedas'. La conclusión final, la esencia de los Vedas. También una escuela filosófica dentro del *dharma* hindú.

Vedas: las escrituras antiguas y sagradas del *dharma* hindú que fueron escuchadas directamente de Dios (*Śruti*).

Védico/a: relacionado con los Vedas.

Viṣṇu: Una de las formas de Dios. El aspecto de Dios que se ocupa de la mantención.

Viṣṇu Purāṇa: una escritura que describe las glorias del Señor Viṣṇu.

Viveka-cūḍāmaṇi: 'La joya de la sabiduría', un libro famoso de Śrī Śaṅkarācārya que presenta la filosofía *advaita vedānta*.

Vraja: el área alrededor de Vrindavana.

Vrindavana: la aldea donde Śrī Kṛṣṇa pasó su niñez y realizó sus tempranos pasatiempos.

Vyāsadeva: recopilador de los Vedas y de la mayoría de los *purāṇas*. La reencarnación literaria del Señor Viṣṇu.

Y

Yajña: sacrificio védico.

Yoga Sūtra: texto fundamental del, compilado por Patañjali Maharṣi.

Yogui: el que practica yoga.

Pronunciación del idioma sánscrito

Alfabeto

Vocales

Vocales cortas	अ *a* इ *i* उ *u* ऋ *ṛ* ऌ *ḷ*
Vocales largas	आ *ā* ई *ī* ऊ *ū* ॠ *ṝ*
Diptongos	ए *e* ऐ *ai* ओ *o* औ *au*

Consonantes

Guturales:	क	*ka*	ख	kha	ग	ga	घ	gha	ङ	ṅa
Palatales:	च	ca	छ	cha	ज	ja	झ	jha	ञ	ña
Cerebrales:	ट	ṭa	ठ	ṭha	ड	ḍa	ढ	ḍha	ण	ṇa
Dentales:	त	ta	थ	tha	द	da	ध	dha	न	na
Labiales:	प	pa	फ	pha	ब	ba	भ	bha	म	ma
Semivocales:	य	ya	र	ra	ल	la	व	va		
Sibilantes:	श	śa	ष	ṣa	स	sa				
Aspiradas:	ह	ha	ऽ		' (*avagraha*) - el apóstrofe					

Las vocales se pronuncian de la siguiente manera:

a	अ	Se pronuncia como la letra «a» en español, pero es más breve.
ā	आ	Se pronuncia como la letra «a» en español.
i	इ	Se pronuncia como la letra «i» en español, pero es más breve.
ī	ई	Se pronuncia como la letra «i» en español.
u	उ	Se pronuncia como la letra «u» en español, pero es más breve.
ū	ऊ	Se pronuncia como la letra «u» en español.
ṛ	ऋ	Se pronuncia como la letra «r» en español, pero es más breve y se curva la lengua hacia arriba en dirección al cerebro, tras los alveolos.
ṝ	ॠ	Se pronuncia como una «r» cerebral el doble de larga; no fuerte sino suave.
ḷ	ऌ	Es como una «l» cerebral, retrofleja.
e	ए	Se pronuncia como la letra «e» en español.
ai	ऐ	Se pronuncia como «ai» en español.
o	ओ	Se pronuncia como la letra «o» en español.
au	औ	Se pronuncia como «au» en español.
ṁ	तं	*Anusvāra* – Sonido con resonancia nasal, como la letra «n» en la palabra francesa ***bon***.
ḥ	तः	*Visarga* – añade un sonido de «h» aspirada al final de la sílaba, más la vocal de la sílaba. Por ejemplo: *taḥ*: 'ta-ha' *tīḥ*: 'ti-hi'

Las consonantes guturales se pronuncian desde la garganta:

k	क	Se pronuncia como la letra «k» en español.
kh	ख	Se pronuncia como la letra «k» en español seguida de una «h» aspirada.
g	ग	Se pronuncia como la «g» de ***g**ato*.
gh	घ	Se pronuncia como la «g» de ***g**ato* seguida de «h» aspirada.
ṅ	ङ	Se pronuncia como «ng» en español, como en la palabra *te**ng**o*.

Las consonantes palatales se pronuncian desde el paladar:

c	च	Se pronuncia como la «ch» en español (postalveolar), como en la palabra chiste.
ch	छ	Se pronuncia como la «ch» seguida de «h» aspirada.
j	ज	Se pronuncia de forma parecida a la «y» consonante (postalveolar), como la «ll» en la palabra lluvia, pero pronunciada con más fuerza.
jh	झ	Se pronuncia parecido a «y-h» con la «h» aspirada, como en la palabra lluvia pero con fuerza y aspirada.
ñ	ञ	Se pronuncia como la «ñ» en español (palatal), como en la palabra niño.

Las consonantes cerebrales se pronuncian tocando el paladar superior con la punta de la lengua enrollada hacia atrás:

ṭ	ट	Se pronuncia como una «t» en español, pero cerebral.
ṭh	ठ	Se pronuncia como una «t» en español, pero cerebral y con «h» aspirada.
ḍ	ड	Se pronuncia como una «d» en español, pero cerebral.
ḍh	ढ	Se pronuncia como una «d» en español, pero cerebral con la «h» aspirada.
ṇ	ण	Se pronuncia como una «n» en español, pero cerebral, como «rna», queriendo pronunciar «r» pero diciendo «na».

Las consonantes dentales se pronuncian apretando la lengua contra los dientes.

t	त	Se pronuncia como una «t» en español suave, con la lengua entre los dientes.
th	थ	Se pronuncia como una «t» suave en español, con la lengua entre los dientes y con «h» aspirada.
d	द	Se pronuncia como una «d» en español suave con la lengua entre los dientes.

dh	ध	Se pronuncia como una «d» suave en español, con la lengua entre los dientes y con «h» aspirada.
n	न	Se pronuncia como «n» suave en español, con la lengua entre los dientes.

Las consonantes labiales se pronuncian con los labios:

p	प	Se pronuncia como una «p» suave en español.
ph	फ	Se pronuncia como una «p» suave en español, con «h» aspirada.
b	ब	Se pronuncia como una «b» suave en español.
bh	भ	Se pronuncia como una «b» suave en español, con «h» aspirada.
m	म	Se pronuncia como una «m».

Las semivocales se pronuncian de la siguiente manera:

y	य	Se pronuncia como «y» semiconsonante, como en la palabra yo pero más suave, como la «i» en ion.
r	र	Se pronuncia como «r» simple en español.
l	ल	Se pronuncia como «l» en español.
v	व	Se pronuncia como «v» en español, con el labio inferior y los dientes superiores.

Las consonantes sibilantes se pronuncian como un tipo de silbido:

ś	श	Se pronuncia como «dz», es un sonido «z» alveolar y sonoro. Es palatal, como el sonido «sh» que se omite al tratar de acallar a alguien.
ṣ	ष	Se pronuncia como «sh»; es un sonido postalveolar. Es cerebral, se pronuncia igual que el anterior pero con la lengua contra el paladar superior.
s	स	Se pronuncia como «s»; es un sonido «s» alveolar como en español, como en la palabra sopa.

Cuando una consonante es aspirada, significa que se pronuncia emitiendo con cierta fuerza el aire de la garganta.

h	ह	Se pronuncia como la «h» aspirada, como en la palabra Sahara o la «j» de jerez.

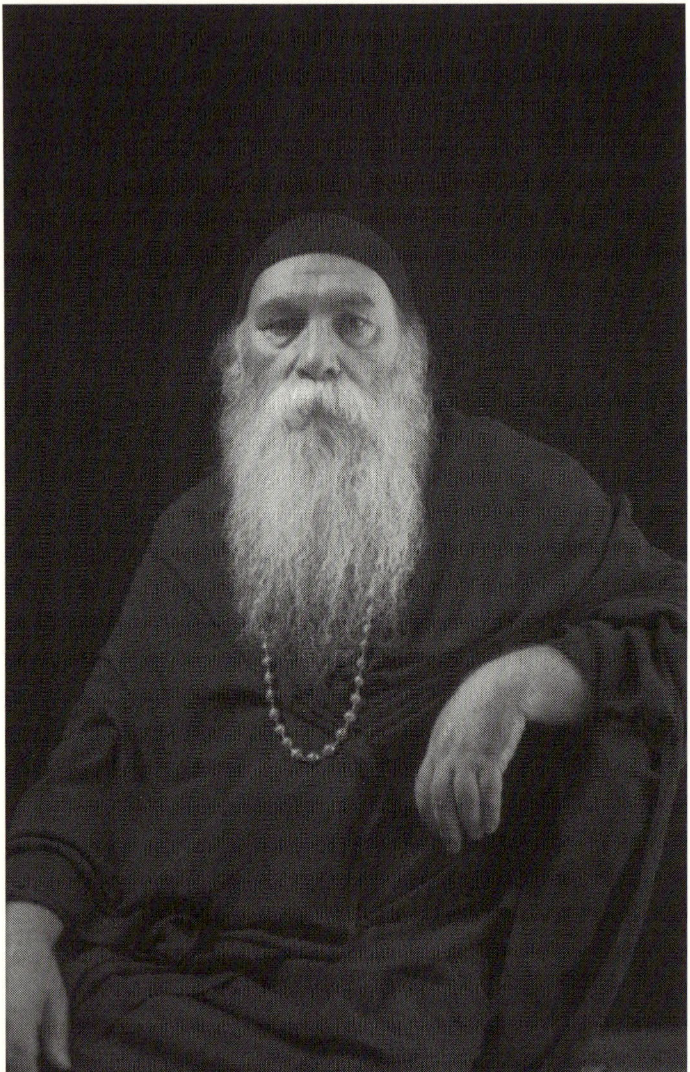

Prabhuji
S.S. Avadhūta Śrī Bhaktivedānta Yogācārya
Ramakrishnananda Bābājī Mahārāja

Biografía

Prabhuji es escritor, pintor, devoto krishnaíta (*Kṛṣṇa-bhakta*), místico *avadhūta*, creador del Yoga Retroprogresivo y maestro espiritual realizado. En el año 2011, decidió retirarse de la sociedad y adoptar una vida eremítica. Desde entonces, sus días transcurren en soledad, orando, escribiendo, pintando y meditando en silencio y contemplación.

Prabhuji es el único discípulo de S.D.G. Avadhūta Śrī Brahmānanda Bābājī Mahārāja, quien es a su vez uno de los más cercanos e íntimos discípulos de S.D.G. Avadhūta Śrī Mastarāma Bābājī Mahārāja.

Prabhuji fue designado como sucesor del linaje por su maestro, quien le confirió la responsabilidad de continuar la línea de sucesión discipular de avadhūtas, o el sagrado paramparā, designándolo oficialmente como gurú y ordenándole servir como sucesor Ācārya con el nombre S.S. Avadhūta Śrī Bhaktivedānta Yogācārya Ramakrishnananda Bābājī Mahārāja.

El hinduismo de Prabhuji es tan amplio, universal y pluralista que a veces, haciéndole honor a su título de *avadhūta*, sus enseñanzas vivas y frescas trascienden los límites de toda filosofía y religión, incluso la suya propia. Sus enseñanzas promueven el pensamiento crítico y nos llevan a cuestionar afirmaciones que suelen aceptarse como ciertas. No defienden verdades absolutas, sino que nos invitan a evaluar y cuestionar nuestras propias convicciones. La esencia de su sincrética visión, el Yoga Retroprogresivo, es el autoconocimiento y el reconocimiento de la consciencia. Para él, el despertar de la consciencia, o la trascendencia del fenómeno egoico, constituye el siguiente nivel del proceso evolutivo de la humanidad.

Prabhuji nació el 21 de marzo de 1958 en Santiago, capital de la República de Chile. Una experiencia mística acaecida a la edad de ocho años lo motivó a la búsqueda de la Verdad, o la Realidad última, transformando su vida en un auténtico peregrinaje tanto interno como externo. Ha consagrado su vida por completo a profundizar en la temprana experiencia transformativa que marcó el comienzo de su proceso retroevolutivo. Ha dedicado más de cincuenta años a la investigación y la práctica de diferentes religiones, filosofías, vías de liberación y senderos espirituales. Ha absorbido las enseñanzas de grandes yoguis, pastores, rabinos, monjes, gurús, filósofos, sabios y santos a quienes visitó personalmente durante sus años de búsqueda. Ha vivido en muchos lugares y ha viajado por el mundo sediento de la Verdad.

Prabhuji es una autoridad reconocida en la sabiduría oriental. Es conocido por su erudición en los aspectos *vaidika* y *tāntrika* del hinduismo, así como en todas las ramas del yoga (*jñāna*, *karma*, *bhakti*, *haṭha*, *rāja*, *kuṇḍalinī*, *tantra*, *mantra* y demás). Su actitud hacia todas las religiones es inclusiva y conoce profundamente el judaísmo, el cristianismo, el budismo, el islam, el sufismo, el taoísmo, el sijismo, el jainismo, el shintoismo, el bahaísmo, la religión mapuche y demás. Aprendió acerca de la religión drusa directamente de Salach Abbas y Kamil Shchadi.

Su curiosidad por el pensamiento occidental lo llevó a incursionar en el terreno de la filosofía. Tuvo el privilegio de estudiar intensivamente por varios años con su tío Jorge Balazs, filósofo, investigador, escritor y autor de *El ciervo de oro*. También estudió muy intensivamente con el Dr. Jonathan Ramos, reconocido filósofo, historiador y profesor universitario licenciado de la Universidad Católica de Salta. Estudió también con el Dr. Alejandro Cavallazzi Sánchez, licenciado en filosofía por la Universidad Panamericana, maestro en filosofía por la Universidad Iberoamericana y doctor en Filosofía por la Universidad Nacional Autónoma de México (UNAM).

Prabhuji posee un doctorado en filosofía *vaiṣṇava* del respetable Instituto Jiva de Vrindavan, India, y un doctorado en filosofía yóguica recibido de la Yoga Samskrutum University.

Sus estudios profundos, las bendiciones de sus maestros, sus investigaciones en las sagradas escrituras, así como su vasta experiencia docente, le han hecho merecedor de un reconocimiento internacional en el campo de la religión y la espiritualidad.

Su búsqueda espiritual lo llevó a estudiar con maestros de diversas tradiciones y viajar lejos de su Chile natal a lugares tan distantes como Israel, India y Estados Unidos. Prabhuji estudió hebreo y sánscrito para profundizar en las sagradas escrituras. También estudió pali en el Centro de Estudios Budistas de Oxford. Además, aprendió latín y griego antiguos con Javier Álvarez, licenciado en Filología Clásica por la Universidad de Sevilla.

Su padre, Yosef Har-Zion ZT"L, creció bajo una estricta disciplina porque era hijo de un suboficial mayor de carabineros. Como reacción a la educación que recibió, Yosef decidió educar a sus propios hijos con libertad completa y amor incondicional. Prabhuji creció sin presión alguna. Desde sus primeros años, su padre siempre le mostró el mismo amor, más allá de sus éxitos o fracasos en la escuela. Cuando Prabhuji decidió dejar la escuela en el séptimo año para dedicarse a su búsqueda interior, su familia lo aceptó con profundo respeto. Desde los diez años, Yosef le hablaba de la espiritualidad hebrea y la filosofía occidental. Solían entablar conversaciones acerca de la filosofía y la religión, durante días enteros, hasta altas horas de la noche. Yosef le ofreció apoyo en lo que deseara hacer en su vida y siempre lo ayudó en su búsqueda de la Verdad. Prabhuji fue el auténtico proyecto de libertad y amor incondicional de su padre.

Desde muy temprana edad y por propia iniciativa, Prabhuji comenzó a practicar karate y a estudiar filosofía oriental y religiones de manera autodidacta. Durante su adolescencia, nadie interfería con sus decisiones. Viajó por todo Chile en busca de gente sabia e interesante de la que aprender. En el sur de Chile, conoció a machis que le enseñaron la rica espiritualidad y el chamanismo mapuches.

Fue en 1976 cuando Prabhuji conoció en Chile a S.D.G. Bhaktikavi Atulānanda Ācārya Swami, discípulo de S.D.G. A.C. Bhaktivedanta Swami Prabhupāda, con quien comenzó la etapa inicial de su proceso retroprogresivo. En aquellos días, Atulānanda Swami era un joven *brahmacārī* que ocupaba el cargo de presidente del templo de ISKCON en Eyzaguirre 2404, Puente Alto, Santiago, Chile. Años más tarde, dio a Prabhuji la primera iniciación y la iniciación brahmínica. Finalmente, inició a Prabhuji en la orden sagrada de renuncia llamada *sannyāsa* dentro de la línea de sucesión discipular Brahma Gauḍīya Saṁpradāya. S.D.G. Bhaktikavi Atulānanda Ācārya lo conectó con la devoción a Kṛṣṇa. Le impartió la sabiduría del *bhakti-yoga* y le instruyó en la práctica del *māhā-mantra* y el estudio de las sagradas escrituras.

Prabhuji deseaba confirmar su iniciación *sannyāsa* con el linaje del *vedānta advaita*. Su *sannyāsa-dīkṣā* fue confirmada por S.S. Swami Jyotirmayānanda Sarasvatī, fundador de la «Yoga Research Foundation» y discípulo de S.S. Swami Śivānanda Sarasvatī de Rishikesh.

En 1984, aprendió y comenzó a practicar la técnica de la Meditación Trascendental de Maharishi Mahesh Yogui. En 1988, realizó el curso de *kriyā-yoga* de Paramahaṁsa Yogananda. Después de dos años, fue iniciado oficialmente en la técnica de *kriyā-yoga* por la Self-Realization Fellowship.

En 1996, Prabhuji conoció a su maestro, S.D.G. Avadhūta Śrī Brahmānanda Bābājī Mahārāja en Rishikesh, India. Guru Mahārāja, como lo llamaría Prabhuji, le reveló que su propio gurú, S.D.G. Avadhūta Śrī Mastarāma Bābājī Mahārāja, le había dicho años antes de morir que una persona vendría del Occidente y le solicitaría ser su discípulo. Le ordenó aceptar solo y únicamente a ese buscador específico. Cuando preguntó cómo podría identificar a esta persona, Mastarāma Bābājī le respondió: «Lo reconocerás por sus ojos. Debes aceptarlo porque será la continuación del linaje».

Desde el primer momento en que Guru Mahārāja vio a Prabhuji, lo reconoció y lo inició oficialmente en el *māhā-mantra*, en Rishikesh, India. La iniciación recibida marcó el fin de una búsqueda que se inició con su experiencia mística a los ocho años. También señaló el comienzo de la etapa más intensa y madura del proceso retroprogresivo de Prabhuji. Bajo la guía de Guru Mahārāja, estudió *vedanta advaita* y profundizó en la meditación.

El *bābājī* iluminado guio a Prabhuji en sus primeros pasos hacia el sagrado nivel del *avadhūta*. En marzo del 2011, S.D.G. Avadhūta Śrī Brahmānanda Bābājī Mahārāja ordenó a Prabhuji, en nombre de su propio maestro, aceptar la responsabilidad de continuar la línea de sucesión discipular de *avadhūtas*. Con dicho nombramiento, Prabhuji es el representante oficial de la línea de esta sucesión discipular para la presente generación.

Además de su *dikṣā-guru*, Prabhuji estudió con importantes personalidades espirituales y religiosas como S.S. Swami Dayananda Sarasvatī, S.S. Swami Viṣṇu Devānanda Sarasvatī, S.S. Swami Jyotirmayānanda Sarasvatī, S.S. Swami Pratyagbodhānanda, S.S. Swami Swahananda de la Ramakrishna Mission y S.S. Swami Viditātmānanda de la Arsha Vidya Gurukulam.

La sabiduría del tantra fue despertada en Prabhuji por S.G. Mātājī Rīnā Śarmā en India.

En Vrindavan, estudió el sendero del *bhakti-yoga* en profundidad con S.S. Narahari Dāsa Bābājī Mahārāja, discípulo de S.S. Nityananda Dāsa Bābājī Mahārāja de Vraja.

También estudió el *bhakti-yoga* con varios discípulos de Su Divina Gracia A.C. Bhaktivedānta Swami Prabhupāda: S.S. Kapīndra Swami, S.S. Paramadvaiti Mahārāja, S.S. Jagajīvana Dāsa, S.S. Tamāla Kṛṣṇa Gosvāmī, S.S. Bhagavān Dāsa Mahārāja y S.S. Kīrtanānanda Swami entre otros.

Prabhuji ha sido honrado con varios títulos y diplomas por muchos líderes de prestigiosas instituciones religiosas y espirituales de la India. El honorable título de Kṛṣṇa Bhakta le fue otorgado por S.S. Swami Viṣṇu Devānanda (el único título de Bhakti Yoga otorgado por Swami Viṣṇu), discípulo de S.S. Swami Śivānanda Sarasvatī y fundador de la «Organización Sivananda». El título de Bhaktivedānta le fue conferido por S.S. B.A. Paramadvaiti Mahārāja, fundador de «Vrinda». El título Yogācārya le fue conferido por S.S. Swami Viṣṇu Devānanda, el «Paramanand Institute of Yoga Sciences and Research of Indore, la India», la «International Yoga Federation», la «Indian Association of Yoga» y el «Shri Shankarananda Yogashram of Mysore, India». Recibió el respetable título Śrī Śrī Rādhā Śyam Sunder Pāda-Padma Bhakta Śiromaṇi directamente de S.S. Satyanārāyaṇa Dāsa Bābājī Mahant de la Chatu Vaiṣṇava Saṁpradāya.

Prabhuji dedicó más de cuarenta años al estudio del *haṭha-yoga* con prestigiosos maestros del yoga clásico y tradicional como S.S. Bapuji, S.S. Swami Viṣṇu Devānanda Sarasvatī, S.S. Swami Jyotirmayānanda Sarasvatī, S.S. Swami Satchidananda Sarasvatī, S.S. Swami Vignanananda Sarasvatī y Śrī Madana-mohana.

Llevó a cabo varios cursos sistemáticos de formación de profesores de *haṭha-yoga* en prestigiosas instituciones hasta alcanzar el grado de Maestro Ācārya en dicha disciplina. Completó sus estudios en las siguientes instituciones: Sivananda Yoga Vedanta, Ananda Ashram, Yoga Research Foundation, Integral Yoga Academy, Patanjala Yoga Kendra, Ma Yoga Shakti International Mission, Prana Yoga Organization, Rishikesh Yoga Peeth, Swami Sivananda Yoga Research Center y Swami Sivananda Yogasana Research Center.

Prabhuji es miembro de la Indian Association of Yoga, Yoga Alliance ERYT 500 y YACEP, la International Association of Yoga Therapists y la International Yoga Federation. En 2014, la International Yoga Federation le honró con la posición de Miembro Honorario del World Yoga Council.

Su interés por la compleja anatomía del cuerpo humano lo llevó a estudiar quiropráctica en el prestigioso Instituto de Salud de Espalda y Extremidades en Tel Aviv, Israel. En 1993, obtuvo el diploma de manos del Dr. Sheinerman, fundador y director del instituto. Posteriormente, obtuvo el título de masajista terapéutico en la Academia de la Galilea Occidental. Los conocimientos adquiridos en este campo agudizaron su comprensión del *haṭha-yoga* y contribuyeron a la creación de su propio método.

El «Hatha Yoga Retroprogresivo» es el fruto de los esfuerzos de Prabhuji por perfeccionar su propia práctica y sus métodos de enseñanza; se trata de un sistema basado especialmente en las enseñanzas de sus gurús y en las escrituras sagradas. Prabhuji sistematizó diferentes técnicas yóguicas tradicionales creando una metodología apta para el público occidental. El Yoga Retroprogresivo aspira a la experiencia de nuestra auténtica naturaleza, promoviendo el equilibrio, la salud y la flexibilidad a través de dieta apropiada, limpiezas, preparaciones (*āyojanas*), secuencias (*vinyāsas*), posturas (*āsanas*), ejercicios de respiración (*prāṇāyāma*), relajación (*śavāsana*), meditación (*dhyāna*), así como ejercicios con cierres energéticos (*bandhas*) y sellos (*mudras*) para dirigir y potenciar el *prāṇa*.

Desde su infancia, y a lo largo de toda su vida, Prabhuji ha sido entusiasta admirador, estudiante y practicante de karate-do clásico. Desde los 13 años, estudió en Chile estilos como el kenpo y el kung-fu, pero se especializó en el estilo japonés más tradicional del Shotokan. Recibió el grado de cinturón negro (tercer dan) de Shihan Kenneth Funakoshi (noveno dan). Aprendió también de Sensei Takahashi (séptimo dan) y practicó el estilo Shorin Ryu con el Sensei Enrique Daniel Welcher (séptimo dan) quien le confirió el rango de cinturón negro (segundo dan). A través del karate-do, profundizó en el budismo y obtuvo conocimiento adicional acerca de la física del movimiento. Prabhuji es miembro de la Funakoshi's Shotokan Karate Association.

Prabhuji creció en un entorno artístico y su amor por la pintura comenzó a desarrollarse en su infancia. Su padre, el renombrado pintor chileno Yosef Har-Zion ZT"L, le motivó a dedicarse al arte. Aprendió con el famoso pintor chileno Marcelo Cuevas. Las pinturas abstractas de Prabhuji reflejan las profundidades del espíritu.

Desde su más tierna infancia, Prabhuji ha sentido una especial atracción y curiosidad por los sellos postales, las tarjetas postales, los buzones, los sistemas de transporte postal y toda la actividad relacionada con el correo. Ha aprovechado cada oportunidad para visitar oficinas de correos en diferentes ciudades y países. Se ha adentrado en el estudio de la filatelia, que es el campo del coleccionismo, la clasificación y el estudio de los sellos postales. Esta pasión le llevó a convertirse en filatelista profesional, distribuidor de sellos autorizado por la American Philatelic Society y miembro de las siguientes sociedades: Royal Philatelic Society London, Royal Philatelic Society of Victoria, United States Stamp Society, Great Britain Philatelic Society, American Philatelic Society, Society of Israel Philatelists, Society for Hungarian Philately, National Philatelic Society UK, Fort Orange Stamp Club, American Stamp Dealers Association, US Philatelic Classics Society, FILABRAS – Associação dos Filatelistas Brasileiros y Collectors Club of NYC.

Basándose en sus amplios conocimientos de filatelia, teología y filosofía oriental, Prabhuji creó la «Filatelia Meditativa» o el «Yoga Filatélico», una práctica espiritual que utiliza la filatelia como soporte para la práctica de atención, concentración, observación y meditación. La Filatelia Meditativa se inspira en la antigua meditación hindú del *maṇḍala* y puede llevar al practicante a estados elevados de consciencia, a la relajación profunda y a la concentración que promueve el reconocimiento de la consciencia. Prabhuji escribió su tesis sobre este nuevo tipo de yoga, «La filatelia meditativa», atrayendo el interés de la comunidad académica de la India debido a su innovador enfoque de conectar la meditación con diferentes aficiones y actividades. Por esta tesis, fue honrado con el doctorado en Filosofía Yóguica por la Universidad Yoga Samskrutum.

Durante muchos años, Prabhuji vivió en Israel, donde amplió sus estudios de judaísmo. Uno de sus principales profesores y fuentes de inspiración fue el Rabino Shalom Dov Lifshitz ZT"L, a quien conoció en 1997. Este gran santo lo guio durante varios años en los intrincados senderos de la Torá y el Jasidismo. Ambos desarrollaron una relación muy íntima. Prabhuji estudió el Talmud con el Rabino Rafael Rapaport Shlit"a (Ponovich), Jasidismo con el Rabino Israel Lifshitz Shlit"a y la Torá con el Rabino Daniel Sandler Shlit"a. Prabhuji es un gran devoto del Rabino Mordechai Eliyahu ZT"L, quien personalmente lo bendijo.

Prabhuji visitó EE. UU. en el año 2000 y durante su estadía en Nueva York, se percató de que era lugar más adecuado para fundar una organización religiosa. Le atrajeron especialmente el pluralismo y la actitud respetuosa de la sociedad americana hacia la libertad de culto. Le impresionó el profundo respeto tanto del público como del gobierno hacia las minorías religiosas. Después de consultarlo con su maestro y solicitar sus bendiciones, Prabhuji se trasladó a los Estados Unidos en el 2001. En el 2003 nació la Misión Prabhuji, una iglesia hindú destinada a preservar la visión universal y pluralista del hinduismo de Prabhuji y su «Yoga Retroprogresivo».

Aunque no buscó atraer seguidores, durante 15 años (1995-2010), Prabhuji consideró las solicitudes de algunas personas que se acercaron a él pidiendo ser discípulos monásticos. Aquellos que eligieron ver a Prabhuji como a su maestro espiritual aceptaron voluntariamente votos de pobreza y dedican sus vidas a la práctica espiritual (*sadhāna*), la devoción religiosa (*bhakti*) y el servicio desinteresado (*seva*). Aunque Prabhuji ya no acepta nuevos discípulos, continúa guiando al pequeño grupo de discípulos veteranos de la Orden Monástica Ramakrishnananda que fundó.

En el 2011, Prabhuji fundó el Avadhutashram (monasterio), en Catskills Mountains, en el norte de Nueva York, EE. UU. El Avadhutashram es la sede central de la Misión Prabhuji, su ermita y la residencia de los discípulos monásticos de la Orden Monástica Ramakrishnananda. El *āśram* organiza proyectos humanitarios como el «Programa Prabhuji de Distribución de Alimentos» y el «Programa Prabhuji de Distribución de Juguetes». Prabhuji opera diferentes proyectos humanitarios inspirado en su experiencia de que servir la parte es servir al Todo.

En enero de 2012, la salud de Prabhuji lo obligó a renunciar oficialmente dirigir la misión. Desde entonces, ha vivido en soledad, completamente alejado del público, escribiendo y absorto en contemplación. Comparte su experiencia y sabiduría a través de libros y charlas filmadas. Su mensaje no promueve la espiritualidad colectiva, sino la búsqueda interior individual.

En 2022, Prabhuji fundó el Instituto de Yoga Retroprogresivo en el cual sus discípulos más antiguos pueden compartir sistemáticamente las enseñanzas y el mensaje de Prabhuji a través de video conferencias. El instituto ofrece apoyo y ayuda para una comprensión más profunda de las enseñanzas de Prabhuji.

Prabhuji es un respetado miembro de la American Philosophical Association, la American Association of Philosophy Teachers, la American Association of University Professors, la Southwestern Philosophical Society, la Authors Guild, la National Writers Union, PEN America, la International Writers Association, la National Association of Independent Writers and Editors, la National Writers Association, la Alliance Independent Authors y la Independent Book Publishers Association.

La vasta contribución literaria de Prabhuji incluye libros en español, inglés y hebreo como por ejemplo *Kuṇḍalinī-yoga: el poder está en ti*, *Lo que es, tal como es*, *Bhakti yoga: el sendero del amor*, *Tantra: liberación en el mundo*, *Experimentando con la Verdad*, *Advaita Vedānta: ser el Ser*, comentarios sobre el *Īśāvāsya Upaniṣad* y el *Sūtra del Diamante*.

Sobre la Misión Prabhuji

Prabhuji, S.S. Avadhūta Śrī Bhaktivedānta Yogācārya Ramakrishnananda Bābājī Mahārāja, fundó la Misión Prabhuji en el 2003, una iglesia hindú destinada a preservar la visión universal y pluralista del hinduismo de Prabhuji

El propósito principal de la misión es preservar las enseñanzas de Prabhuji sobre Pūrvavyāpi-pragatiśīlaḥ Yoga, o el Yoga Retroprogresivo, el cual propugna el despertar global de la consciencia como la solución radical a los problemas de la humanidad.

La Misión Prabhuji opera un templo hindú llamado Śrī Śrī Radha-Śyāmasundara Mandir, el cual ofrece adoración y ceremonias religiosas a los feligreses. Una extensa biblioteca y un instituto virtual ofrecen educación religiosa y espiritual en numerosas teologías y filosofías para aquellos que quieran estudiar el mensaje de Prabhuji en profundidad. El monasterio Avadhutashram educa a los discípulos monásticos en diversos aspectos del enfoque de Prabhuji sobre el hinduismo y les ofrece la oportunidad de expresar devoción a Dios en forma de servicio devocional, contribuyendo desinteresadamente con sus habilidades y formación a los programas de la Misión, como el Programa de Distribución de Alimentos Prabhuji, entre otros.

El servicio y la glorificación del gurú son principios espirituales fundamentales en el hinduismo. La Misión Prabhuji, siendo una iglesia hindú tradicional, practica la milenaria tradición de guru-bhakti de reverencia al maestro. Algunos discípulos y amigos de la Misión Prabhuji, por iniciativa propia, contribuyen a preservar el legado de Prabhuji y sus enseñanzas interreligiosas para las generaciones futuras mediante la difusión de sus libros, videos de sus charlas internas y sitios web.

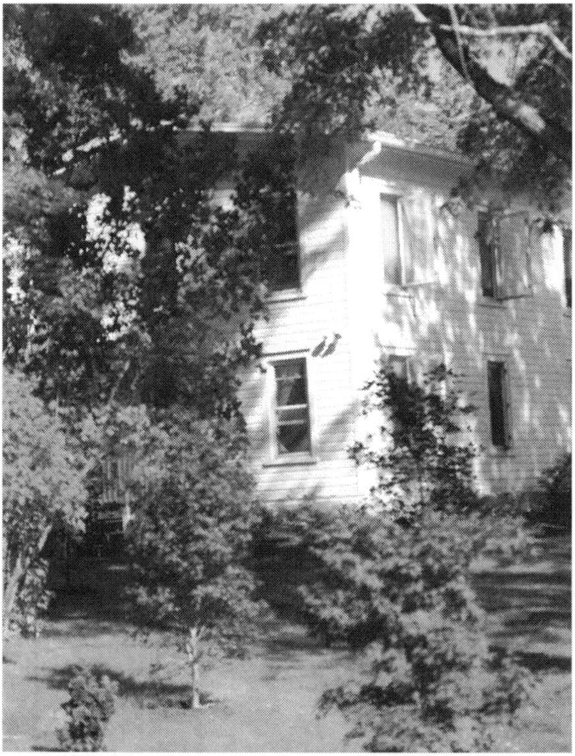

Sobre el Avadhutashram

El Avadhutashram (monasterio) fue fundado por Prabhuji en el año 2011, en Catskills Mountains, en el norte de Nueva York, EE. UU. Es la sede central de la Misión Prabhuji y la ermita de S.S. Avadhūta Śrī Bhaktivedānta Yogācārya Ramakrishnananda Bābājī Mahārāja y sus discípulos monásticos de la Orden Monástica Ramakrishnananda.

Los ideales del Avadhutashram son el amor y el servicio desinteresado, basados en la visión universal de que Dios está en todo y en todos. Su misión es distribuir libros espirituales y organizar proyectos humanitarios como el Programa Prabhuji de Distribución de Alimentos y el Programa Prabhuji de Distribución de Juguetes.

El Avadhutashram no es comercial y funciona sin solicitar donaciones. Sus actividades están financiadas por Prabhuji's Gifts, una empresa sin ánimo de lucro fundada por Prabhuji, que vende productos esotéricos de diferentes tradiciones que Prabhuji mismo ha utilizado en prácticas espirituales durante su proceso evolutivo con el propósito de preservar y difundir la artesanía tradicional religiosa, mística y ancestral.

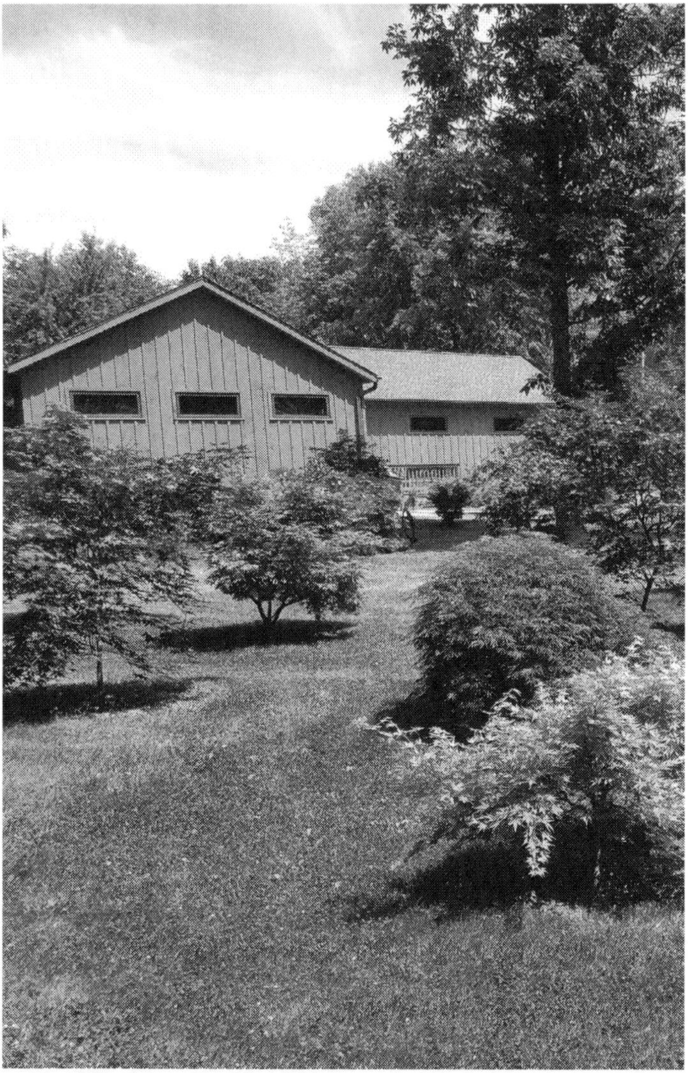

Avadhutashram
Round Top, Nueva York, EE. UU.

El Sendero Retroprogresivo

El Sendero Retroprogresivo no requiere que formes parte de un grupo o seas miembro de una organización, institución, sociedad, congregación, club o comunidad exclusiva. Vivir en un templo, monasterio o *āśram* no es un requisito, porque no se trata de un cambio de residencia sino de consciencia. No te insta a creer, sino a dudar. No requiere que aceptes algo, sino que explores, investigues, examines, indagues y cuestiones todo. No propone ser como deberías ser, sino como eres realmente.

El Sendero Retroprogresivo apoya la libertad de expresión pero no el proselitismo. Esta ruta no promete respuestas a nuestras preguntas, pero nos induce a cuestionar nuestras respuestas. No nos promete ser lo que no somos ni lograr lo que no hemos alcanzado ya. Es un sendero retroevolutivo de autodescubrimiento que conduce desde lo que creemos ser a lo que somos en verdad. No es el único camino, ni el mejor, ni el más sencillo, ni el más directo, sino que es un proceso involutivo por excelencia que señala lo que es obvio e innegable pero que generalmente pasa desapercibido: lo sencillo, inocente y natural. Es un camino que comienza y termina en ti.

El Sendero Retroprogresivo es una revelación continua

que se amplía eternamente. Profundiza en la consciencia desde una perspectiva ontológica, transcendiendo toda religión y sendero espiritual. Es el descubrimiento de la diversidad como realidad única e inclusiva. Se trata del encuentro de la consciencia consigo misma, consciente de sí misma y de su propia realidad. En realidad, este sendero es una simple invitación a danzar en el ahora, a amar el momento presente y a celebrar nuestra autenticidad. Es una propuesta incondicional a dejar de vivir como víctimas de las circunstancias para hacerlo como apasionados aventureros. Es una llamada a volver al lugar que nunca hemos abandonado, sin ofrecernos nada que no poseamos, ni enseñarnos nada que no sepamos ya. Es un llamado a una revolución interna y a entrar en el fuego de la vida que solo consume sueños, ilusiones y fantasías, pero no toca lo que somos. No nos ayuda a alcanzar nuestro objetivo deseado, sino que nos prepara para el milagro inesperado.

Esta vía fue nutrida durante una vida dedicada a buscar la Verdad. Consiste en una agradecida ofrenda a la existencia por lo recibido. Pero recuerda, no me busques a mí, sino que búscate a ti. No es a mí a quien necesitas, porque eres tú lo único que realmente importa. Esta vida es solo un maravilloso paréntesis en la eternidad para conocer y amar. Lo que anhelas yace en ti, aquí y ahora, como lo que realmente eres.

Tu bienqueriente incondicional,
Prabhuji

Prabhuji hoy

Prabhuji está retirado de la vida pública

Prabhuji es el único discípulo de S.D.G. Avadhūta Śrī Brahmānanda Bābājī Mahārāja, quien es a su vez uno de los más cercanos e íntimos discípulos de S.D.G. Avadhūta Śrī Mastarāma Bābājī Mahārāja.

Prabhuji fue designado como sucesor del linaje por su maestro, quien le confirió la responsabilidad de continuar la línea de sucesión discipular de avadhūtas, o el sagrado paramparā, designándolo oficialmente como gurú y ordenándole servir como el sucesor Ācārya con el nombre S.S. Avadhūta Śrī Bhaktivedānta Yogācārya Ramakrishnananda Bābājī Mahārāja.

En el año 2011, decidió retirarse de la sociedad y adoptar una vida eremítica. Desde entonces, sus días transcurren en soledad, orando, escribiendo, pintando y meditando en silencio y contemplación. Ya no participa en *sat-saṅgs*, conferencias, encuentros, reuniones, retiros, seminarios, grupos de estudio o cursos. Les rogamos a todos respetar su privacidad y no tratar de contactarse con él por ningún medio para pedir encuentros, audiencias, entrevistas, bendiciones, *śaktipāta*, iniciaciones o visitas personales.

Las enseñanzas de Prabhuji

Como místico, *avadhūta* hindú y Maestro Espiritual realizado, Prabhuji siempre ha apreciado y compartido la esencia y la sabiduría espiritual de una gran variedad de prácticas religiosas del mundo. No se considera miembro o representante de ninguna religión en particular. Aunque muchos lo ven como un ser iluminado, Prabhuji no tiene la intención de presentarse como predicador, guía, *coach*, creador de contenido, persona influyente, preceptor, mentor, consejero, asesor, monitor, tutor, orientador, profesor, instructor, educador, iluminador, pedagogo, evangelista, rabino, *posek halajá*, sanador, terapeuta, satsanguista, psíquico, líder, médium, salvador o gurú. De hecho, según Prabhuji la espiritualidad es una búsqueda individual, solitaria, personal, privada e íntima. No se trata de un esfuerzo colectivo que debe emprenderse a través de la religiosidad social, organizada, institucional y comunitaria.

Por ello, Prabhuji no hace proselitismo ni predica ni intenta persuadir, convencer o hacer que nadie cambie su perspectiva, filosofía o religión. En cambio, comparte su propia visión a través de libros y conferencias disponibles en Internet. Otros pueden considerar sus reflexiones valiosas y aplicarlas total o parcialmente en su propio desarrollo, pero las enseñanzas de Prabhuji no pretenden ser vistas como un consejo personal, asesoramiento, guía, métodos de autoayuda o técnicas para el desarrollo espiritual, físico, emocional o psicológico. Solo pretende compartir lo que ha experimentado en su propio proceso retroprogresivo. Sus experiencias no proporcionarán soluciones a problemas espirituales, materiales, económicos, psicológicos, emocionales, románticos, familiares, sociales o corporales de la vida. Prabhuji no promete milagros, experiencias místicas, viajes astrales, sanaciones, conectarse con espíritus, poderes sobrenaturales o salvación espiritual.

Aunque el énfasis de Prabhuji no ha sido atraer seguidores, durante 15 años (1995-2010), consideró las solicitudes de algunas personas que se acercaron a él pidiendo ser discípulos monásticos. Aquellos que eligieron ver a Prabhuji como su maestro espiritual aceptaron voluntariamente votos de pobreza y dedican sus vidas a la práctica espiritual (*sādhanā*), la devoción religiosa (*bhakti*) y el servicio desinteresado (*seva*). Prabhuji ya no acepta nuevos discípulos, pero continúa guiando al pequeño grupo de discípulos veteranos de la Orden Monástica Ramakrishnananda que fundó.

Servicios públicos

A pesar de que el monasterio no acepta nuevos residentes, voluntarios, donaciones, colaboraciones o patrocinios, el público está cordialmente invitado a participar en los servicios religiosos diarios y a asistir a los festivales devocionales del templo Śrī Śrī Radha-Śyāmasundara Mandir.

Libros por Prabhuji

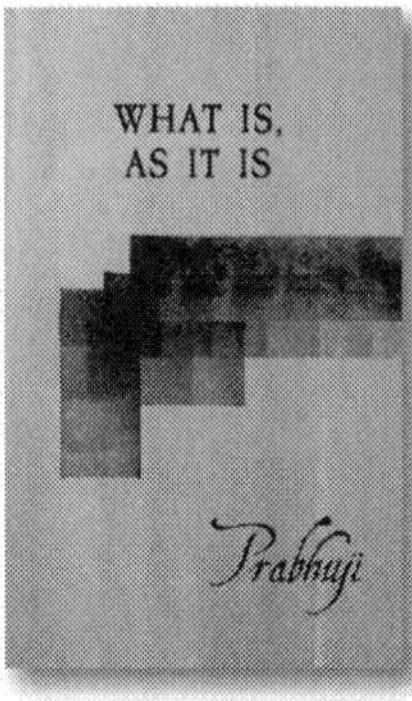

What is, as it is: Satsangs with Prabhuji (**English**)
ISBN-13:978-0-9815264-4-7
Lo que es, tal como es: Satsangs con Prabhuji (**Spanish**)
ISBN-13:978-0-9815264-5-4
Russian: ISBN-13: 978-1-945894-18-3

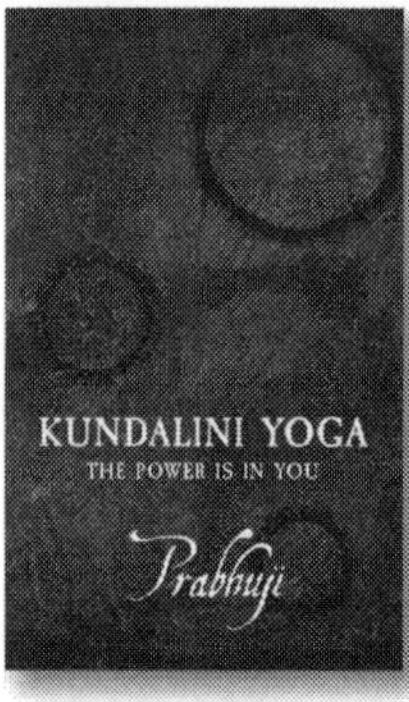

Kundalini yoga: The power is in you (**English**)
ISBN-13:978-1-945894-02-2
Kundalini yoga: El poder está en ti (**Spanish**)
ISBN-13:978-1-945894-01-5

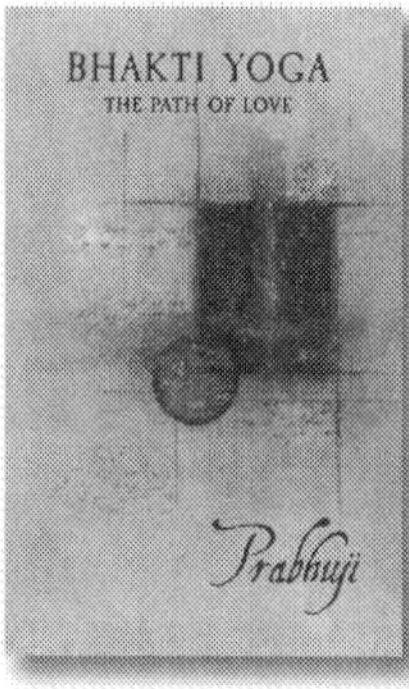

Bhakti yoga: The path of love (**English**)
ISBN-13:978-1-945894-03-9
Bhakti-yoga: El sendero del amor (**Spanish**)
ISBN-13:978-1-945894-04-6

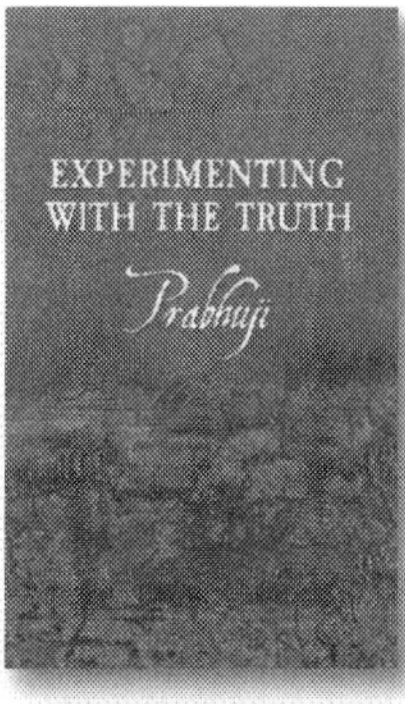

Experimenting with the Truth (English)
ISBN-13: 978-1-945894-08-4
Experimentando con la Verdad (Spanish)
ISBN-13: 978-1-945894-09-1

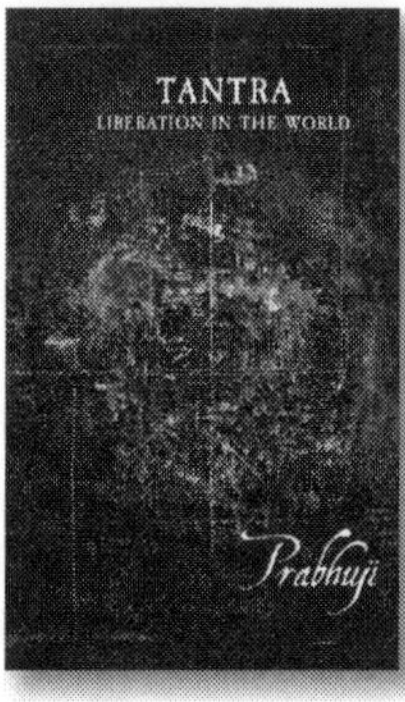

Tantra: Liberation in the world (English)
ISBN-13: 978-1-945894-21-3
Tantra: La liberación en el mundo (Spanish)
ISBN-13: 978-1-945894-23-7

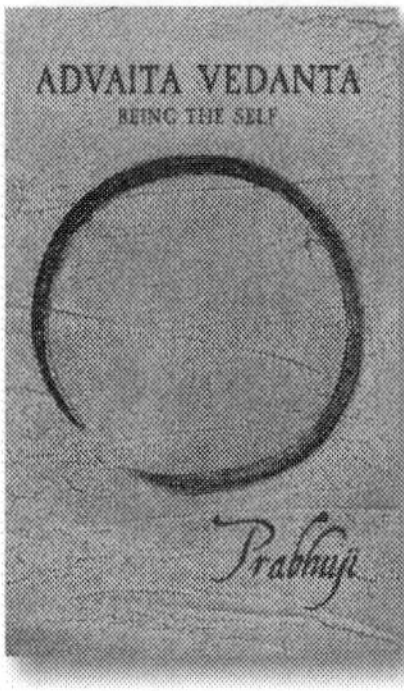

Advaita Vedanta: Being the Self (English)
ISBN-13: 978-1-945894-20-6
Advaita Vedanta: Ser el Ser (Spanish)
ISBN-13: 978-1-945894-16-9

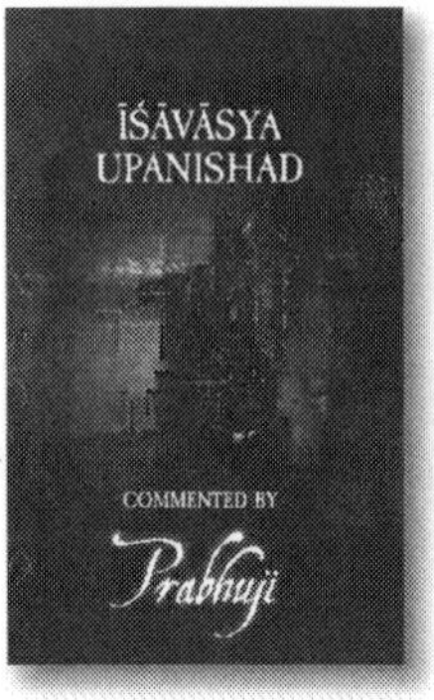

Īśāvāsya Upanishad
commented by Prabhuji
(English)
ISBN-13: 978-1-945894-39-8
Īśāvāsya Upaniṣad
comentado por Prabhuji
(Spanish)
ISBN-13: 978-1-945894-41-1

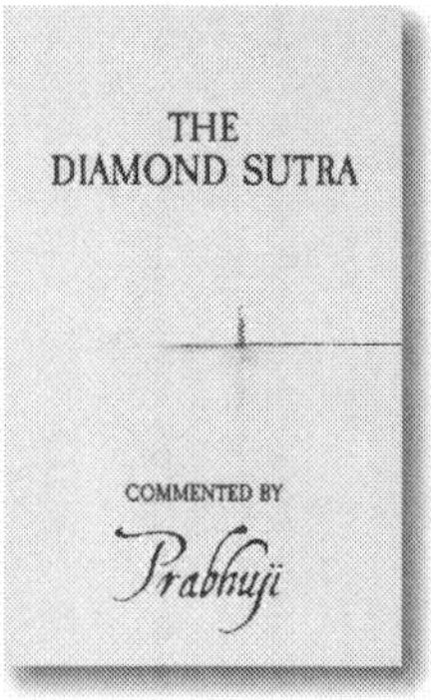

The Diamond Sūtra
commented by Prabhuji
(English)
ISBN-13: 978-1-945894-46-6
El Sūtra del Diamante
comentado por Prabhuji
(Spanish)
ISBN-13: 978-1-945894-49-7

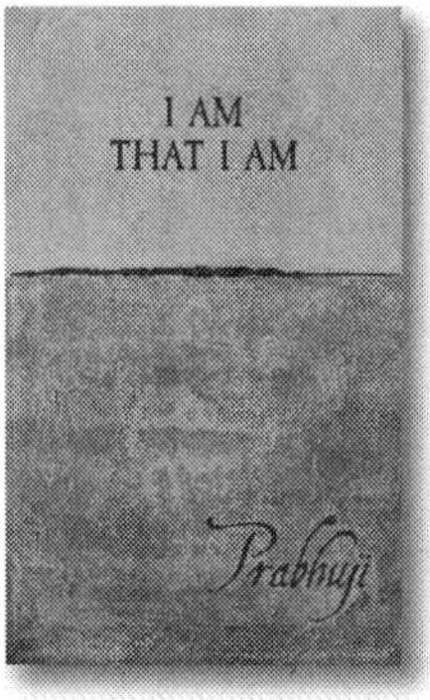

I am that I am
(English)
ISBN-13: 978-1-945894-46-6
Soy el que soy
(Spanish)
ISBN-13: 978-1-945894-49-7

Made in the USA
Middletown, DE
24 February 2023

25302596R00170